長島寿恵

薬に頼らず コレステロール・中性脂肪を下げる方法

アチーブメント出版

文庫版刊行によせて

この度、「薬に頼らずコレステロール・中性脂肪を下げる方法」の文庫本を出版していただきましたことに、心から感謝いたします。

単行本を出版していただいた、２０１８年10月から5年が経ち、世の中の様子がだいぶ変わりました。新型コロナウィルス感染症が拡大し、免疫力の大切さを再確認した人も多いことでしょう。

わたしは、薬剤師としての肩書をもちながら、「薬だけに頼らない健康づくり」を年間１００日ほどの講演活動を中心に伝えています。

20年以上にわたって、全国１８０ヵ所以上の自治体で、おもに健診数値改善のための講演や糖尿病教室などをおこなっています。男性の参加者も多くなりました。

昨今では、日常生活のなかでがんばらずに楽しく健康になる、健診数値改善のプログラムや「子どもの健康教育」「働く人の健康教育」にも力を注いでいます。

・運動不足の時期が長く続き、コレステロールや中性脂肪の数値が高いままで不安
・年齢とともにコレステロールの数値がだんだん高くなっているが、年のせいだから仕方がない
・太ってしまって数値は気になるが健康づくりのための時間がない

コレステロールや中性脂肪に関して、このように思っている方も、あ

きらめることはありません。

逆に、ピンチをチャンスに変える絶好の機会です。本書のテーマであるコレステロールは、幸せに人生100年時代を生き抜くために重要な成分であるということを正しく理解すると、コレステロールを悪者と思うことなく、コレステロールを味方にしたくなることでしょう。

注目すべきは、「コレステロールの質」です。酸化した質の悪いコレステロールが多いと、動脈硬化が進んで、重篤な合併症が心配になります。コレステロールを酸化させない生活習慣を心がけることが大切です。

そして、質の良いコレステロールをつくることで、免疫力がアップし、血管が若返り、うつなどの心の病になりにくくなります。

①質の悪いコレステロールを増やさない

国も力を入れている「フレイル予防」

高齢化社会になり、国も「生活習慣病の重症化予防」と「フレイル予防」に力を入れています。フレイルとは、年齢とともに、心身が老い衰えた状態を言います。健康と要介護の中間的な段階で、介護になりやすい虚弱な状態です。

一般的に、フレイルにならないよう、足の筋力や体力をつけることに一生懸命になりがちですが、足腰だけが問題ではなく、その方の弱い内臓の働きから身体のバランスを崩していることも考えられます。

実際、健診数値改善の講演の時、次のような相談をよく受けます。

「わたしは歩き方が変だと人によく言われます」
「まっすぐ歩けないです」
健診の数値を伺い、そこから歩き方を直していただくと、その場で歩き方が変わります。「健診数値」と「フレイル」の関係を上手に利用することで相乗効果を期待できます。

健診数値は私たちの生き方を表していると感じます。生活習慣を整え、正しく生きることを心がけると、自分を高めながら健康になっていくことができます。

また、保健指導の現場に立って、強く思うことは、心身の健康に加えて、精神面の健康も養うことが極めて大事だということです。

運　動：心胆を鍛えるための、本来の武道の姿勢や身体の使い方
食　事：何を食べるかに加えて、精神を養う精気を頂くための食事との向き合い方
生き方：不動の気持ちで、心豊かに楽しく健康になる方法
なども本書ではお伝えしています。

単純にコレステロールの検査数値を下げるだけでなく、人生100年時代を健康で長生きするための運動、精神面での充実と楽しく生きることができるようになる。本書がその一助となればさいわいです。

はじめに

ゆく河の流れは絶えずして、しかももとの水にあらず。淀みに浮かぶうたかたは、かつ消えかつ結びて、久しくとどまりたるためしなし。世の中にある人とすみかと、またかくのごとし。

健診結果の説明をするたびに、鴨長明の『方丈記』の冒頭部を思い出します。血液の状態は、この、うたかた（水の泡）のように、移り変わり、生まれ変わっています。

健診数値を見て、不安になられる方が多いのです。しかし、血液検査のデータは、写真のように一瞬を写した記録にすぎません。数値に一喜一憂する必要はないのです。

結果を見て、どう気持ちを切り替えられるかが、その後の血液の流れや質にも影響します。

皆さん、コレステロールや中性脂肪の数値が高いと、不健康だと思って、減らそう減らそうとします。でも、血液検査に出てくる成分は、すべて自分のからだをつくっている大事な構成要素です。

私たちのからだの細胞のひとつずつには、よりよくなりたいという想いがあり、「健康になりたい、成長したい」と願う流れに任せて日々を大切に過ごすと数値も改善していきます。

激しい河の流れを無理矢理せき止めようとすれば洪水が起こります。

コレステロールも数値が高ければ、薬で無理に下げるのではなく、適正値まで下がるようにしっかり働いてもらう必要があるのです。

この本は日常生活で簡単にできる方法を用いて、コレステロールと中性脂肪を自分で調えていくための指南書です。

わたしは薬剤師としての肩書をもちながら「薬を使わずに健康になる方法」を年間100日ほどの講演活動で伝えています。20年にわたって全国約180か所の自治体で、生活習慣病改善教室や糖尿病予防教室などをおこなってきました。全3回講座でのコレステロール値と血糖値の改善率は81%です。

コレステロール・中性脂肪が高い人、脂質異常症と言われている人も、慢性病とあきらめることはまったくありません。ポイントを抑えた生活習慣の改善で、たった2週間で健診数値を正常値に戻すことも可能です。

「健康教室」には健診結果が芳しくない人たちが多く集い、皆さん「コレステロール値がまた上がった」「中性脂肪がC判定だった」と不安な顔をして席に着いていらっしゃいます。

わたしは過去に調剤薬局で働きながら、早朝と仕事終わりにエアロビクスのインストラクターをする二足の草鞋を履いていた時期があります。お薬をもらってじっと待っている人たち、自ら健康になろうとからだを動かす人たち、両極端にいる人たちと接していて、あることに気がつきました。同じ年齢、症状の人でも見た目からまったく違うのです。

薬局に足を運ばれる方は、薬でコレステロールの数値が下がっても

「やる気が出ない」「うつっぽい」「筋肉が痛い」と、なんらかの不調を訴えて見た目にも不健康そうでした。

自ら健康になろうとしている人は、少しくらい数値が悪くても、過度に気にせず健康増進に向かっていきました。

コレステロールや中性脂肪の値を薬だけで下げても安心はできません。なぜなら薬には副作用が必ずあるからです。からだの酸化を防ごうとして、酸化したコレステロールが反対に増加してしまうという悪循環も考えられます。

健診数値がよくなるだけではなく、心とからだが健康になって、自分の人生の目的に向かって、幸せな気持ちで有意義な日々を過ごしていただきたい。それは薬だけで達成できないと感じて、薬局を離れました。

現在は東洋医学と武道の知恵を取り入れた健康指導をしています。

「簡単、明瞭、即効力！　からだが喜ぶ講演だった」

「疲れたからだがやわらかくスッキリとし、もう一度仕事がしたくなった」

「歌っておどって楽しくて、なんだかわからないが涙が出てきた」

集まっていただいた皆様が、心とからだを振動させ、命を呼び覚まし、治す力を発揮していただくことに全力投球しています。


世の中には数を大事にするトレーニングが喧伝されています。1日1万歩、スクワット100回など、量を追うほど健康になれるという考え方です。

わたしの指導では武道を取り入れて、回数ではなく正しくからだを使い、動きの質を変えていきます。

従来のトレーニングを否定するわけではありませんが、激しいトレーニングやエクササイズに励まなくても、無駄のない動きをおぼえるだけで、からだは自然と調い、健診の数値も改善します。

平成30年に新しくｎｏｎ－ＨＤＬコレステロールの数値が特定健診の基準値に加えられました。これからは減らすだけではなく、質のよいＨＤＬコレステロールを増やすことに、もっと重点が置かれてくることでしょう。

健診数値は、健康状態に良し悪しの白黒を付けることが目的ではなく、今の症状や悩みをひとつずつ解決しながら、自分を高めていく方向を探るための道しるべです。

たとえば、コレステロールの数値がある程度高くても、血圧や血糖値などほかの数値に問題がない人は、その人は長生きの可能性大です。コレステロールには免疫をアップし、血管を若返らせる働きがあるからです。

ゆく河の流れの先には、肌つやもよく、健康的で若々しいあなたがいます。大切なことは、コレステロール・中性脂肪を減らすのではなく、巡らせて過剰にならないようにすること。もし増えすぎたら、下げるのではなく下がるようにすることです。

そのために、もっとも効果的で今すぐできるコレステロール・中性脂肪を下げる方法をお伝えします。

目次

文庫版刊行によせて　003
はじめに　009

第1章
コレステロールの知られざる真実
コレステロールの多くは肝臓でつくられる　028
そもそもコレステロールとは何か？　033
中性脂肪の働きとは？　043

第2章
なぜ抗コレステロール薬だけに頼ってはいけないのか？

生活習慣病の原点 058
コレステロール低下薬のメカニズムを知る 063
1 LDLコレステロールを下げるおもな薬 068
2 中性脂肪を下げるおもな薬 074

第3章 世代ごとに変わるコレステロール・中性脂肪対策

世の中の流れに乗ったコレステロール低下薬 080
医療費が膨大となり、国は早期発見と予防に力を入れる 085

副作用は少ないとされていたスタチン剤 089
宮沢賢治の雨ニモマケズから学ぶ、切り替え方 093
人生100年時代に向けて 100
ライフステージに合わせてコレステロールを考える 103

第4章

どうしたらコレステロール・中性脂肪は正常値になるのか？

酸化でさびる原因は活性酸素 118
糖化は茶色く「焦げた」状態 123

メタボはなぜ悪いのか？　129
薬に頼らないメタボ対策　134
現代人の多くは肝臓がお疲れ気味　140
質のよいコレステロールをつくるために気をつけたい5つの生活習慣　143

第5章　自宅でできる！2週間でコレステロール・中性脂肪が下がるエクササイズ

日常生活の動作で無理なく新陳代謝を改善　160

exercise 1
からだの緊張をゆるめて巡りをよくするツボ押し
免疫力を高めるツボ　合谷《ごうこく》　164
背骨まわりをゆるめるツボ　後谿《こうけい》　166
肝臓に効くツボ　太衝《たいしょう》　168
exercise 2
日常生活で使えるからだの歪み解消エクササイズ
胸さすり　172
耳ひっぱり　173
うなーじー　174

武道ウォーク 176

exercise 3
薬に頼らずコレステロールを下げるエクササイズ

脇伸ばし 180
壁スクワット 182
椅子ウォーキング 184
床ウォーキング 186

exercise 4
背中・肩のこわばりをとるストレッチ

脇伸ばしストレッチ 190

肩甲骨伸ばしストレッチ　192

第6章　からだを酸化《さび》・糖化《こげ》させない食事術

からだの酸化と糖化を防止する食品　194
調理法によって糖化を防ぐ　200
水分の摂り方で冷えを予防する　221
肝臓の働きをよくする食事　227

第7章　運動でも食事でも健診数値が改善しないときは……

よい睡眠が数値の正常化に欠かせない理由 236
感情の変化が内臓に負担をかける 242
温泉・銭湯の力をいただく 246
「今」に集中して心身を調える 248
「生き方」が健康を決める 253

おわりに 258
参考文献 261

本書は２０１８年10月に小社より刊行された
単行本を加筆・再編集したものです。

第1章

コレステロールの知られざる真実

コレステロールの多くは肝臓でつくられる

「コレステロールは、食べものから約2割～3割、肝臓で約7割～8割つくられます」と講演で話をすると、多くの方は目を丸くして驚かれます。

コレステロールは食べものから摂取していると思い込んでいる人が多いのです。そして、コレステロールが多すぎると「動脈硬化が心配だ」と言われて、心筋梗塞や脳梗塞にならないように、長年お薬を出されているという人もたくさんいらっしゃいます。からだに必要な成分だから、体内で生成されるのに、いつのまにか、コレステロールは悪者にされてしまったようです。

私たちは、どうしてもひとつの方向から物事を見てしまいがちです。とくに科学が発達し、情報が豊富になると、みんなと同じ方向に流されてしまいます。「コレステロールをお薬だけで下げている人も多いらしい……」というように。

世の中の常識と思われていることも、時には一度疑ってみることも必要でしょう。

昔は、「スポーツをするときは水を飲まないように」と言われていたのに、今は反対のことが指導されています。常識と思われていたことも絶対ではないのです。

コレステロールが多すぎると、動脈硬化を生じさせ、心筋梗塞や脳梗塞の原因になると言われています。「心筋梗塞を生じてしまった人を調べたら、コレステロールの高い人も、低い人もいた」という結果もあります。

ただ、心疾患が生じてしまった人が、どういう薬を飲んでいたとか、どういうものを食べていた、どういう考え方だったかなどさまざまな要素からデータを取って、関係性の高いものを割り出していくような研究は進んでいません。

私たちの意志と関係なく、ほとんどのコレステロールが体内でつくられていることは、何を意味しているのでしょうか？

コレステロールに限らず、私たちが健診数値を見て「多い少ない」と一喜一憂している成分も、からだになくてはならない貴重な物質なのです。

コレステロールを減らす薬を飲んでいても、からだが必要とあれば、肝臓がせっせとつくってからだを守ってくれています。ただ、それは少し矛盾しているようにも思えます。

肝臓がコレステロールをつくってくれるからと言って、薬で肝臓に必要以上の負担をかけ続けると、コレステロールの値は下がったけれども、肝臓が疲れてしまったということになりかねません。

肝臓はコレステロールをつくる以外にもたくさん仕事をしていて、そちらに影響が出てしまう副作用も考えられます。

お薬だけに頼らない取り組みが大事です。生活習慣改善に副作用はありません。コレステロール値が高いので、ウォーキングを始めたり、食事に気をつけているけれども、うまくいかなかったという人もいるでしょう。薬だけでコレステロールを下げ続けて、うつのような症状が出たり、免疫力が落ちたりして悩まれている人もいるかもしれません。

この本では、わたしが20年にわたって、健診結果説明会や健康教室でおこなってきた、簡単で、効果の出た方法をお伝えしています。

私たちが健康体をめざすのは幸せになるためです。薬で数値は下がったけれども、副作用で体調が悪いというのは本末転倒です。目的を忘れずに、健康増進に取り組みましょう。

そもそもコレステロールとは何か？

コレステロールは、ステロイドの基本構造骨格をもち、亀の甲がつながったような形をしており、からだのさまざまな構成成分の原料になります。

亀と言えば、「長寿を象徴するめでたい動物」というイメージがありますよね。実際、コレステロールは、長寿と関係が深いＤＨＥＡ（デヒドロエピアンドロステロン）という、老化を予防するホルモンの原料になります。ＤＨＥＡは免疫力向上や筋肉維持など多くの働きが報告されています。

そのほか、コレステロールはおもに次の4つの原料となり使われます。

1 細胞膜の構成成分

私たちのからだは、約60兆個の細胞からつくられています。それら一つひとつの細胞膜を構成しているのがコレステロールです。細胞膜の安定性を保って、細胞内の物質を保持します。

コレステロールは、細胞の外から必要な栄養素を取り込み、不要な老廃物を排出する手助けをしています。

新陳代謝は、細胞が元気に働けるように栄養や酸素を送り、老廃物を回収し、新しい細胞につくり変えることですが、そのやりとりは細胞膜でおこなわれます。

新陳代謝が悪くなると、臓器の働きも悪くなり、免疫力も落ちて、疲れやすかったり、風邪をひきやすかったり、というように多くの不調や病気につながります。

また、コレステロールが不足すると、からだだけでなく心の新陳代謝も悪くなってしまうのです。うつになりやすい人は、過去のことに囚われてしまったり、起こってもいない将来の不安に駆られて、「今」に集中できない、目の前のことに一生懸命に生きることができないと言われます。

うつ病の原因はまだ完全に解明されていませんが、幸せホルモンとも言われるセロトニンの不足が一因と言われています。

脳と神経細胞は細胞膜の延長でコレステロールが多く存在し、25％も含まれます。多く存在するのは、必要とされるからです。

コレステロールが不足すると、神経伝達物質の受け渡しがうまくできなくなり、セロトニンが足りなくなって、うつの状態になりやすくなります。

もちろん、コレステロールの低下によってすべての人がうつ状態になるわけではありませんが、コレステロールは十分に働けば、神経伝達もスムーズになるのです。

2 ステロイドホルモンの原料

ホルモンとは、特定の臓器、または全身の組織で働く、化学物質のことを言います。そのなかでステロイドホルモンという種類があります。

これをさらに細かく分類すると、副腎皮質ホルモン、性ホルモンなどに分かれます。このステロイドホルモンをつくるのに、からだのコレステロールの10％が使われると言われています。

・副腎皮質ホルモン

副腎皮質ホルモンには、糖質コルチコイド、鉱質コルチコイドがあります。糖質コルチコイドは糖質の代謝に関係するホルモンで、なかでもコルチゾールは「抗ストレスホルモン」と言われます。

過剰なストレスは、血圧や血糖値、免疫力、脳神経細胞などさまざまなところに悪影響をおよぼします。それを予防するために、抗ストレスホルモンであるコルチゾールを必要とします。

コルチゾールをたくさん分泌するためには、その原料であるコレステロールが必要で、ストレスがかかると生体防御反応のために、コレステロールをつくります。

また、体内で炎症が起こっているときや、アレルギーの状態のときも、コルチゾールが必要です。

副腎の機能が低下すると、疲れやすくなったり、元気が出なくなったり、食欲が落ちてきたりもします。

コレステロールを無理に減らしすぎると、抗ストレス・抗炎症作用のある副腎皮質ホルモンの原料が不足してしまうのです。

・性ホルモン

女性ホルモン、男性ホルモンもステロイドホルモンの一種です。

男性ホルモンはテストステロンと呼ばれ、認知機能や骨代謝に影響します。

女性のからだは、子どもを産める年齢まではエストロゲンが働いて、その後だんだん分泌が減っていきます。

ただ、閉経するとからだの変化についていくことが難しく、コレステロールが大きく変化してしまいます。これが更年期障害で、体調がすぐれなくなることもあります。

詳しくは第3章をご覧ください。

3 胆汁酸の原料

胆汁酸は食べものから摂取した脂質を乳化して、消化・吸収する働きがあります。胆汁酸は1日に300ミリグラム～600ミリグラムほど肝臓で合成されますが、それだけでは間に合わず、腸肝循環をしています。

腸肝循環とは、胆汁酸は小腸で脂肪酸の吸収をしたあと、95%以上が再吸収される流れです。これほど大切に再利用されている胆汁酸をつくる原料になっていることからも、コレステロールはからだにとって欠かせないものだとわかります。

残り5%は十二指腸へと排出され、大腸へ行き糞便に含まれ、排出されます。これがコレステロールを体外に排出する唯一のルートです。

4 ビタミンDの原料となる

コレステロールの1段階前の代謝物（7-デヒドロコレステロール）

に紫外線が当たって起こる光化学反応と、その後の体温によって起こる熱異性化反応によって、ビタミンＤ３が産生されます。

コレステロールの運搬法に秘密がある

よく、お互い気が合わず反発し合って仲が悪いこと、異質で溶け合わないものの例えを「水と油」と言います。

コレステロールは油です。そうすると水が主成分である血液に対しては「水と油」の関係になってしまい溶けることができず、細胞に運ばれません。からだにとってなくてはならないコレステロールが、役に立たないことになってしまいます。

ところが、「からだはほんとうにすごい！」と感心します。この油を、水に溶けるリポ蛋白質という水に溶ける物質にして、運べるようにしているのです。

リポ蛋白質は比重や組成の違いによって分けることができます。

1．カイロミクロン：食物中の中性脂肪やコレステロールを腸から全身へ輸送する。

2．VLDL：肝臓でつくられた中性脂肪やコレステロールを含む。おもに中性脂肪を運ぶ。

3．LDL：VLDLから中性脂肪を除いたもの。おもにコレステロールを多く含み、コレステロールを運ぶ。

4．HDL：全身を回って余分なコレステロールを回収する。血管壁に溜まっているコレステロールを引き抜く。

中性脂肪の働きとは？

中性脂肪はトリグリセライドとも言われます。中性脂肪も肥満の原因として、あまりよいイメージはもたれていませんが、コレステロール同様にからだにとって必要なさまざまな働きがあります。

食べものから摂った脂質は、小腸で遊離脂肪酸とグリセリンに分解され、小腸の細胞でまた中性脂肪に再合成されます。

糖質は、ブドウ糖として全身を巡りエネルギーとして使われますが、余ったものは脂肪細胞や肝臓に貯えられ、利用されます。さらに余ったものは中性脂肪となって蓄積します。

中性脂肪はＬＰＬ（リポ蛋白リパーゼ）により分解され、肝臓へ取り込まれてＶＬＤＬが形成されます。健診数値で表される中性脂肪は血液中に含まれるＶＬＤＬの成分の量です。

中性脂肪のおもな働きは次のとおりです。

・活動するためのエネルギー源
・体温を一定に保ったり、臓器を守るクッション
・余った中性脂肪は、皮下脂肪や内臓脂肪として貯えられる

ＶＬＤＬが脂肪細胞に中性脂肪を渡した残りがＬＤＬです。ＬＤＬ自体は悪影響をおよぼしません。しかし、中性脂肪が過剰となるような生活習慣の乱れなどが原因となってＬＤＬが酸化してしまうと、酸化ＬＤＬとなり、動脈硬化の原因になります。

ＬＤＬコレステロール

ＬＤＬは悪玉コレステロールと言われていますが、実際は、細胞膜や副腎皮質ホルモン、性ホルモン、ビタミンＤ、胆汁酸をつくるために、コレステロールを運搬している大事な働きがあります。

基準範囲：１１９mg／dl以下
基準値　：１２０mg／dl～１４０mg／dl➡保健指導が必要
１４０mg／dl以上➡要受診

※基準範囲、要受診は『厚生労働省　健康「標準的な健診・保健指導プログラム」平成20年度版』および日本人間ドック学会作成の『判定区分（平成30年４月１日改定）』をもとにしています。

ところが、ＬＤＬはリポ蛋白からつくられ、その構成成分である蛋白質や不飽和脂肪酸は、酸化されやすいという特徴があります。鉄も錆びると使いものにならないように、コレステロールも酸化すると、大事な働きができなくなってしまいます。

イワシやサバなど、不飽和脂肪酸の油を多く含む魚は、新鮮だととてもおいしいです。ですが、酸化しやすいので早いうちに食べるよう注意が必要です。同じように、私たちのからだも脂肪でつくられていますから、酸化に気をつけなければなりません。

ＬＤＬが酸化変性を受けることにより生じた酸化ＬＤＬは、異物として認識されてしまいます。それを処理するために白血球が活性化してマクロファージがやってきます。

この酸化ＬＤＬを処理したマクロファージは、血管壁の隙間から中に入ってしまい、泡沫細胞となりプラーク（血管のこぶ）をつくり、動脈硬化の原因となります。

ＨＤＬコレステロール

ＨＤＬは酸化ＬＤＬの処理に集まったマクロファージからコレステロールを引き抜いたり（コレステロール引き抜き能）、余分なコレステロールを肝臓に回収し、ＶＬＤＬやＬＤＬを再利用できるようにしたり、排出させたりと、コレステロールのバランスを取るために重要な働きをしています。

ＬＤＬがコレステロールを末梢組織に運ぶ配達人だとすると、ＨＤＬは末梢組織から肝臓に戻す回収人です。

基準範囲：40mg／dl以上

※基準範囲は『厚生労働省　健康「標準的な健診・保健指導プログラム」平成20年度版』をもとにしています。

また、炎症を防いで動脈硬化を防いだり、抗酸化作用の働きもあります。この引き抜き能は、慢性の炎症が原因と言われる糖尿病などの生活習慣病や喫煙などで働きが低下すると考えられています。

ＨＤＬが極端に多すぎるときも注意が必要です。質のよいＨＤＬをバランスよくつくることが大切です。

スモールデンスＬＤＬ

スモールデンスＬＤＬは小型で比重の大きなＬＤＬです。ＬＤＬよりも酸化変性を受けやすく、スモールデンスＬＤＬが増えると、動脈硬化の危険性が高まると言われています。

血糖値や血圧といった健診数値の思わしくない人は、スモールデンスＬＤＬにも影響をおよぼします。

よって、スモールデンスＬＤＬを増やさないためにも第５章からの、運動、食事、休養で血液や血管の状態をよくしておくことが重要です。

レムナント様リポ蛋白

レムナント様リポ蛋白は、カイロミクロンやＶＬＤＬから、中性脂肪が抜かれた残余を言います。レムナント様リポ蛋白はマクロファージがどんどん食べてしまうので、プラーク（血管のこぶ）をつくりやすいと考えられています。

レムナント様リポ蛋白はＬＤＬのように酸化変性を受けなくても、マクロファージに取り込まれやすいため、動脈硬化を促進しやすいと考えられています。

また中性脂肪の多い脂質異常症、狭心症などの冠動脈疾患、メタボリック症候群で増加し、動脈硬化との関連性が強いと報告されています。

インスリン抵抗性とも関係します。インスリン抵抗性とは、運動不足や肥満などのさまざまな原因により、インスリンが出ても筋肉、脂肪組織、肝臓などで十分に働けない状態のことを言います。

インスリン抵抗性の状況下でレムナント様リポ蛋白の増加が認められています。インスリン抵抗性を有する閉経後の女性において、食後のレムナント様リポ蛋白が増加していることも報告されています。

よって、インスリン分泌異常やインスリン抵抗性を有する人は、中性脂肪を分解するリポ蛋白リパーゼの活性が低下してレムナント様リポ蛋白が血中に長く留まってしまうため、糖尿病の人は注意が必要です。

ｎｏｎ-ＨＤＬコレステロール

平成30年、特定健診にｎｏｎ-ＨＤＬコレステロールが新たな基準値として加わりました。いままでＬＤＬを下げることに目標が向けられていましたが、ＬＤＬ以外にもレムナント様リポ蛋白やスモールデンスＬＤＬなど、動脈硬化を引き起こしやすいコレステロールがあることがわかってきたからです。

総コレステロールからＨＤＬを引くと、ＬＤＬにそれらレムナント様リポ蛋白やスモールデンスＬＤＬなど残余を含んだ数値（ｎｏｎ-ＨＤＬコレステロール）が出ます。これを減らすと、冠動脈疾患のリスクが減るのです。とてもわかりやすい指標だと思います。

なぜｎｏｎ－ＨＤＬの数値が取り入れられるようになったのでしょうか？　それは、中性脂肪が４００㎎／dl以上である場合はＬＤＬを出す計算式が適用できず、また食後採血の場合も正確に表せないからです。

ｎｏｎ－ＨＤＬコレステロールは動脈硬化の指標として、「動脈硬化性疾患予防ガイドライン２０１７」の冠動脈疾患のリスク因子に挙げられています。

ｎｏｎ－ＨＤＬコレステロールは**総コレステロール－ＨＤＬコレステロール**で表されます。

総コレステロールの記載がない場合は、ＬＤＬコレステロール＋30㎎／dlが目安となります。

基準範囲：１４９㎎／dl以下

基準値　：１５０㎎／dl～１６９㎎／dl➡保健指導が必要

170㎎／dl以上⬇要受診

※基準範囲、要受診は『厚生労働省 健康「標準的な健診・保健指導プログラム」平成20年度版』および日本人間ドック学会作成の『判定区分（平成30年4月1日改定）』をもとにしています。

これまでの特定健診の基準値は、中性脂肪、ＬＤＬ、ＨＤＬだけでした。そしてＬＤＬの値を下げることにみんな一生懸命になっていました。しかし、ＬＤＬが正常でも超悪玉と言われるレムナント様リポ蛋白やスモールデンスＬＤＬが多い糖尿病やその他の生活習慣病は注意が必要です。

今のところ「薬でＨＤＬを上げるとよい」と確信がもてる報告はまだ

出ていません。ですから、薬だけに頼らず、生活習慣を見直し、日常生活の運動・食事・睡眠に気をつけて調えていきましょう。「ＨＤＬの質をよくして増やす」ことに向かって、邁進すればよいのです。

第2章

なぜ抗コレステロール薬だけに頼ってはいけないのか？

ＬＤＬや血液中の中性脂肪が必要以上に増えた、もしくはＨＤＬが減った状態が脂質異常症です。

生活習慣病の原点

高血圧、糖尿病など生活習慣が原因で発症すると思われる疾患の総称を生活習慣病と言います。脂質異常症も生活習慣病のひとつです。広い意味では脳卒中（脳血管疾患）、がん（悪性新生物）、心臓病（心疾患）なども含まれ、病気の多くは生活習慣病と言えます。

生活習慣病は、かつて成人病と言われ、40歳から60歳の働き盛りの人々に発生率が高い疾患という意味で捉えられ、また、加齢とともに病気が発症すると考えられていました。

その後、聖路加国際病院名誉院長であられた、故・日野原重明先生は「成人病」を「生活習慣病」と改名するように、厚生労働省に交渉を続けました。

成人病は、子どものころからの生活習慣が病気の発症や病状の進行に大きく影響していて、生活習慣改善で病気の発症や進行を防ぐことができるからです。

そして、ようやく平成8年に「生活習慣病」という用語に変えられました。日野原先生が30年かけてもあきらめなかった、この名前には、日常生活のなかで自然治癒力を高めることが大事だという意味が込められているように思います。

これは武道で言う、「日常生活が稽古である」という言葉に通じるものがあります。道場に通っているだけではなかなか上達しません。普段の生活から練り磨いていくことのほうが大切です。同じように、病院に通い続けて薬だけに頼るよりも、生活習慣を見直すことが基本なのです。

日野原先生は数々の名言を残されています。

鳥は飛び方を変えることはできない。
動物は這い方、走り方を変えることはできない。
しかし、人間は生き方を変えることができる。

生きがいとは、自分を徹底的に大事にするところから始まる。

「生き方を変える」とは、「生活習慣を変える」と捉えることもできます。コレステロールや中性脂肪の数値が高すぎるときには、からだを労わって生活習慣を変えることが自分を大事にすることにもなり、結果として生きがいにもつながっていきます。

まずは健康になることを生きがいにしていきましょう。心身が健康になると自分が何をやりたいかということも見つかるかもしれません。

「生活習慣病」の意味をもう一度よく考えてみてください。今や健康長寿の最大の阻害要因となるだけでなく、国民医療費にも大きな影響を与えており、その多くは、不健全な生活の積み重ねによって内臓脂肪型肥満となり、これが原因となって引き起こされるものです。個人が日常生活のなかでの適度な運動、バランスの取れた食生活、禁煙を実践することによって予防することができると厚生労働省も述べています。

待合室で何もしないで長い時間を過ごし、「遅い！」「高い！」と文句を言っていると、その思いが血管を収縮したり、血流を悪くして、悪影響をおよぼし、新陳代謝が悪くなり、より生活習慣病が悪化してしまいます。

「健康になってお薬を減らしていただけるように、自分の場合どういう生活習慣を変える必要があるのか、指導をお願いします」

このように医師へ質問をしてみてください。先生に治してもらおう、病院で治療しようではなく、自ら治すからだに戻るためのアドバイスをもらう。病院側と患者側の両者が向上心をもって、切磋琢磨の心をもつことが大切です。

コレステロール低下薬のメカニズムを知る

高脂血症患者の数は、平成26年の厚生労働省の患者調査では、推定２０６万２０００人と推計されています。高脂血症の患者は女性のほうが約２・５倍ほど多いのです（男性約59万６０００人、女性約１４６万５０００人：平成26年厚生労働省）。

これらの報告を見ても、今後、病院で医師に、「脂質異常症」（以前は高脂血症と言われていた）と診断されて、コレステロールや中性脂肪の値を調整する薬が処方される機会は増えると考えられます。

医薬品の中には「医療用医薬品」と「一般用医薬品（ＯＴＣ医薬品）」

があります。一般用医薬品は、処方箋がなくても、薬局やドラッグストアなどで購入できます。

「医療用医薬品」は原則として医師の診断に基づく処方箋が必要とされていて、処方箋を見て、薬剤師が医師の許可なく、薬を減らしたり増やしたりすることはできません。

処方箋で扱われる薬は、医薬品の品質を保つため、国が定めた日本薬局方で扱われているものが適用されます。

医薬品には、効能・効果がある反面、副作用があります。副作用のないお薬はありません。よって、コレステロールが薬で下がったと喜んでばかりもいられないのです。

効能・効果と副作用を考慮して処方箋を出し、変更の許可も医師しかできないということから、医師は大きな責任を背負っているということになります。しかし、医師に任せっぱなしでどのような作用があるのかも詳しくわからず、薬を飲んでいる人が多いのです。

お薬を飲みはじめるときは、微妙な境目があります。たとえば、ＬＤＬが１４１㎎／dlだったとしましょう。１４０㎎／dlは受診勧奨の数値です。１４１㎎／dlで病院に行くと、医師に「少し運動不足のようですから、１ヵ月よく歩くようにしてもう一度来てください」と言われました。

その人は何もせず、クラス会や町内の集まりでおいしいものを食べることも多く、１ヵ月経つと１５０㎎／dlまで上がってしまいました。医師からは「前回より上がっているようですね。運動しましたか？」と質問されます。

「運動していません。忙しくてできないのです」
「それでは、お薬出しておきますから飲んでみてください」
それから、ずっと5年飲み続けている。このようなケースが多くみられます。

139㎎／dlは保健指導、140㎎／dlは受診勧奨。1㎎／dl違うだけでは、からだに大きな違いはないでしょう。しかし、この境目の時を大事にしてください。医師に「1ヵ月間、運動をいつもよりしてくださ い」とアドバイスをもらったら、軽く考えないで実行することがとても重要なのです。

脂質異常症の薬は、大きく2種類に分けられます。LDLコレステロールを減らす薬と中性脂肪を減らす薬です。

どのような人に出される場合があるかというと、生活習慣に気をつけても改善しなかった人、心筋梗塞や脳梗塞を起こしたことのある人（冠動脈疾患のリスクが高い）、家族性高コレステロール血症の人です。

コレステロールを下げる薬の特徴と、からだ本来の機能を比べてみましょう。からだの機能は解剖学の本で見ても、まるで芸術作品のようです。緻密でかつ調和を保ち、微妙なバランスを保って、毎日営まれています。心臓の動きひとつとっても、私たちの意志とは関係なく、24時間365日、一時たりとも休まずに働いていますよね。

そこに、人間が研究した科学が治療に取り入れられます。休まずに働き続けてきた、からだの機能と折り合いをつけることができるでしょうか。

科学の発達で助かることもたくさんあります。人に与えられた、授かった機能を尊重しながら、人間が考えた科学の力を活用することが求められていると思います。

1 LDLコレステロールを下げるおもな薬

❶ HMG-CoA還元酵素阻害薬「スタチン」

・薬の特徴

コレステロールは、グルコースや脂肪酸から何度も化学変化をしながらつくられます。その途中の物質であるHMG-CoAからメバロン酸に化学変化が進んで、その先のコレステロールをつくることができます。

スタチンは、この反応をスムーズにするHMG-CoA還元酵素を阻害します。するとその先に進めないので、コレステロールの生成が抑制されるのです。

・考えられる副作用

グルコースや脂肪酸の栄養素からコレステロール合成がスムーズに進むように、ＨＭＧ－ＣｏＡ還元酵素が働いています。それを阻害すると、メバロン酸やその他、コレステロールが合成される前の、さまざまな重要な働きをする中間物質もつくれないということになります。たとえば、メバロン酸からは、たんぱく合成、エネルギー代謝、神経伝達やホルモン作用など細胞が生存していくためになくてはならない物質がつくられています。コレステロールを減らすために安易に中間物質も減らしてよいものでしょうか。

スタチンが、ＬＤＬを低下させることには、エビデンスがあります。ただ心筋梗塞や狭心症など、心疾患の病気の抑制は30％にすぎず、70％以上の患者ではスタチン単独ではＬＤＬを下げても心疾患の発症は思うようにコントロールできないという結果も出ています。本来の目的はＬＤＬを下げることではなく、動脈硬化に起因する心疾患を防ぐことであり、内服の目的を見失わないことが大事です。

❷ 小腸コレステロールトランスポーター阻害薬「エゼチミブ」

・薬の特徴

小腸のコレステロールの吸収を阻害する薬です。

胆汁に排出されたコレステロールを阻害します。

スタチンで血中のコレステロールが減れば、補うために小腸からの吸収が増えることになり、コレステロールの低下が軽減されます。

そこで、スタチンとエゼチミブを併用すると、スタチンによって血中コレステロールの生成を阻害し、エゼチミブで小腸からの吸収を抑えられるので、ＬＤＬを下げることができます。

・考えられる副作用

コレステロールはからだの必要性に応じて肝臓でつくられています。自然の流れに営まれる機能とは別に作用してＬＤＬを下げるのがスタチンとエゼチミブの併用です。

しかし、食べすぎないことにまず目を向けたほうがよいのではないでしょうか。

せっかく食べたのに吸収させないという、無駄な負担をからだは受けていると思えてなりません。

❸ 陰イオン交換樹脂（レジン）

・薬の特徴

レジンは胆汁酸と結合し、体外へのコレステロールの排出を増やします。低下した胆汁酸を増やすために、肝臓から胆汁酸へとコレステロールが使われるので、肝臓内のコレステロールが低下し、結果としてＬＤＬの低下につながります。

・考えられる副作用

コレステロールは、胆汁酸になって、その一部が便となって排出されます。その胆汁酸の95％がまた肝臓に戻って再吸収されます。

このことから、からだはコレステロールを無駄に使いたくないと、腸肝循環させていることがわかります。陰イオン交換樹脂製剤は、この胆汁酸の再吸収を阻害します。

❹プロブコール

・薬の特徴

肝臓に働き、コレステロールの合成を抑え、胆汁への排出を促進します。

また、プロブコールは抗酸化作用が強く、ＬＤＬの酸化を防止することによって、動脈硬化を予防します。

ＬＤＬを減らしますが、同時にＨＤＬも減少してしまうという特徴があります。ＨＤＬが活発に活動して、ＬＤＬを回収するために、ＨＤＬも減少するのではないかと考えられています。

・考えられる副作用

一般には、LDLが減ると、HDLが増えます。プロブコールは、HDLを低下させます。HDLを低下させてしまっても、アキレス腱肥厚や黄色腫を退縮させたことから、冠動脈疾患に対しての研究が進められています（アキレス腱肥厚や黄色腫は遺伝病と言われる家族性高コレステロール血症などでみられる症状です）。

2 中性脂肪を下げるおもな薬

⑤ フィブラート系薬

・薬の特徴

肝臓におけるコレステロールや中性脂肪の合成を抑制します。脂質改善に加えて、直接血管に作用して、動脈硬化が進むことを抑制します。コレステロールや中性脂肪を含むリポ蛋白の分解を促進するＬＰＬという酵素をフィブラート系薬で活性化します。よって、ＬＤＬや中性脂肪が分解されて低下します。ＬＤＬや中性脂肪が減ることによって、ＨＤＬを増やすことになります。

・考えられる副作用

フィブラート系薬には、中性脂肪を下げるすぐれた作用がある一方で、横紋筋融解症や肝機能障害など、頻度は非常に稀であっても、副作用に関しては、どの薬も同様、定期的に観察することが重要です。

中性脂肪が多すぎるときは、急性膵炎を心配する必要があります。急性膵炎は、胆石が膵液の出口をふさいでしまうために起こるとも考えられていて、お酒の飲みすぎや過食、不規則な食生活も原因となります。

❻ ニコチン酸系薬

・薬の特徴

ニコチン酸はビタミンの一種です。ニコチン酸誘導体として中性脂肪を下げる薬として利用されています。消化管でコレステロールや中性脂肪が吸収されるのを抑制する作用もあります。

フィブラート系薬と同じように、コレステロールや中性脂肪を含むリポ蛋白をＬＰＬによって分解するので、中性脂肪とＬＤＬが低下します。回収するＬＤＬの量が減るため、ＨＤＬは増えます。血管拡張、新陳代謝の改善作用があります。

・考えられる副作用

副作用として顔面紅潮やほてりなどの熱感が認められています。インスリン抵抗性が高くなり、糖尿病予備軍となってしまうことがあります。

❼ 多価不飽和脂肪酸

・薬の特徴

アザラシを摂取しているグリーンランドの先住民イヌイット人には、急性心筋梗塞などの心臓の病気が少ないことから、ダイアバーグ博士らは、アザラシなどに含まれるオメガ3系多価不飽和脂肪酸の摂取が影響していることを明らかにしました。

オメガ3系多価不飽和脂肪酸は、血液を凝固する作用をもつアラキドン酸に競合して、血小板凝集を抑制します。血栓ができにくくなるので、心血管疾患の予防にもなります。

動脈硬化の原因となる、メタボリック症候群では、脂肪組織を起点に慢性の炎症が起こっていると考えられています。その慢性炎症にオメガ3系多価不飽和脂肪酸は有効に働きます。

青魚に多い多価不飽和脂肪酸、ＥＰＡ（エイコサペンタエン酸）、ＤＨＡ（ドコサヘキサエン酸）を成分としています。中性脂肪の合成を抑制し、抗炎症作用や血栓を予防する働きがあります。

・考えられる副作用

胸やけや悪心（胃のむかつき）などの不快感が副作用としてあります。服用は食事直後となっています。

第3章

世代ごとに変わるコレステロール・中性脂肪対策

世の中の流れに乗ったコレステロール低下薬

1980年代後半から1990年代の初頭、バブル真っ只中の時期に、わたしは有楽町の薬局で働いていました。お客さんは証券マンが多く、お金の流れが普通でなかった記憶があります。5000円の健康ドリンクもよく売れ、もっと高いものはないかと言われました。

おいしいものをおなかいっぱい食べて、夜遅くまで働いて遊んで、というお客さんも体調不良で、よく薬を買いに見えました。
「まだ二日酔いが抜けなくて、このままでは仕事にならないのでお薬ください」と顔色は悪いけれども、仕事は休むつもりはなく、薬局で一息ついて、また仕事に戻っていかれました。健康ドリンクを飲みながら、おしゃべりをしていくお客さんも多く、今より元気のあるサラリーマンが多かったように思います。「患者さん」ではなく「お客さん」でした。

わたしの両親は、魚市場前で薬局をしていました。父は整体も勉強していたので、無理をして働いて、さまざまな症状の出ている漁師さんにアドバイスをしながら、お薬を選んでいました。母のもとにも近所の奥さんが、色々な相談に来ていました。

「この場合はどこのお医者さんがよいかしら？」

当時の薬局は、今のような忙しい調剤薬局やドラッグストアはなく、家族で経営しているような薬局がほとんどで、かつての八百屋さんや魚屋さんもそうであったように、商売のなかで多くの会話が交わされ、いろんな世間話もしながら、ストレスを解消できる場であったと思います。

健康に関する悩みにトータルでお役に立てるアドバイスをしていたので、訪れる人たちは「お客さん」でした。

わたしはそのような両親の接客を見てきたので、やはり薬の説明とともに、運動指導や食事指導、時には心がリラックスできる話など、お客さんに必要な情報を、さりげなくお伝えすることが、薬局のサービスだと捉えていました。

ところが、バブルが崩壊したあたりから薬局に大きな変化が訪れました。薬は医師から処方箋を発行してもらい、薬局が調剤して薬局から受け取る、医薬分業が進められました。医療の質を高めるという目的に向けて、調剤薬局を増やさなければなりませんでした。調剤技術料や薬学管理料など、薬局側にもメリットがあるよう点数が決められ、調剤薬局がものすごい勢いで増えました。

大きな病院の前には、たくさんの調剤薬局ができ、お客さんではなく、患者さんと呼ぶようになりました。薬剤師は病院で出されるお薬の内容を知る勉強が中心となり、患者さんの相談をゆっくり聞いている時間などなく、医者の出した薬を間違わないよう確認して早く出すことに専念しました。

薬局は患者さんからの相談を受ける場というよりも、いかに調剤をスムーズに回し、患者さんの待ち時間を短くするかを追求するせわしない現場となっていったのです。

１９８７年、総コレステロールは２４０あるいは２５０以上を高コレステロール血症とする基準値を、日本動脈硬化学会が、「２２０を薬物治療開始の目安とする」と発表しました。基準値が引き下げられたことで高コレステロール血症の患者が増えました。

日本よりも心筋梗塞が多い、アメリカやイギリスでも基準値は240以上、オーストラリアの『循環器疾患治療ガイドライン』では、とくに危険因子がなければ、コレステロール値270以上が治療の対象とされていた時代です。この頃、コレステロール低下薬の新薬も発売されています。1991年にはコレステロールの薬が保険適用になって、医師も扱いやすくなりました。

総コレステロールが220以上だと、心筋梗塞や脳梗塞などに影響すると喧伝されて、多くの人がコレステロールの薬を飲むようになりました。

2002年日本動脈硬化学会が高脂血症の基準値として、その他LD

L140㎎／dl以上、HDL40㎎／dl未満、トリグリセライド150㎎／dlを発表しています。また、糖尿病など危険因子があれば、総コレステロール200以下となっています。

医療費が膨大となり、国は早期発見と予防に力を入れる

2007年の日本動脈硬化学会の基準値では、HDLは低すぎることがよくないため、「高コレステロール血症」から「脂質異常症」という名前に変わりました。

「脂質異常症」を調べるためにLDL、HDL、中性脂肪の検査がおこなわれ、LDLが動脈硬化に大きく影響することがわかり、LDLの基

準値が重要視され、総コレステロール値220は基準値から外されました。

2008年から厚生労働省の管轄で、「国民健康保険」「健康保険組合」「協会けんぽ」「共済組合」で、40歳～74歳までの医療保険加入者(妊婦などを除く)を対象に、特定健診と特定保健指導が始まりました。

特定健診・特定保健指導を通じて生活習慣病の予防や病気の危険因子の早期発見をすることにより、医療費削減につなげていくことが特定健診の狙いでした。

自治体や健康保険組合連合会がおこなっている特定健診、特定保健指導ではLDLの正常基準値60㎎／dl～119㎎／dlとなっています。そのほかは動脈硬化学会の発表と同じHDL40㎎／dl未満、トリグリセライド１５０㎎／dlです。

特定健診の数値を見て、生活習慣病を予防する特定保健指導もおこなわれました。ＬＤＬが１４０㎎／dl以上になると、医療機関の受診が求められました。アメリカでは治療対象のＬＤＬは１９０㎎／dl以上となっています。

また、薬が必要な数値は、医師の判断になります。多くは1ヵ月〜2ヵ月、食事指導・運動指導をおこなっても改善がみられなかった際に、薬が処方されました。

脂質異常症は生活習慣からきている病気なので、遺伝的な場合などを除き、適度な運動とバランスのよい食事によって改善が十分可能です。

ところが、医師も忙しくて指導にしっかりと時間をかけられないこともあります。患者さんも深く理解できないので実行が伴わず、数値が改善しなければ薬が出されることになります。

特定健診がスタートするころ、すでにわたしは薬局の仕事から離れていました。わたしにはエアロビクスのインストラクターをしていた経験があります。大学生のときから、病気になる前の予防に興味をもち、薬局で働きながら、カルチャースクールやスポーツクラブで運動指導をしました。

調剤を待っている人を見ながら、「じっと座っているだけで、新陳代謝が悪くなるし、待っているあいだにもっと病気が悪くなってしまうかもしれない」と心配でした。

患者さんに運動指導ができたらよかったのですが、忙しい調剤薬局においては、業務から離れてそのようなことをするわけにはいきません。毎日すさまじい数の薬が出る調剤薬局で働いているときは、薬が減って健康になっていく人が少ない、改善に向けてのアドバイスをする時間もない……。この業界にいることに限界を感じました。「もっと健康になる人を増やしたい！」そう思って健康講演、運動指導への専念を決めたのです。

副作用は少ないとされていたスタチン剤

1987年以前は、コレステロールの薬は副作用も多く、一般の内科医はあまり扱おうとしませんでした。スタチン剤が発売されると、当初は際立った副作用も少なく、コレステロールを下げるということで、内科医もコレステロールを下げる薬としてスタチン剤を使いはじめました。

ところが、その後、気になる症状を訴える人が増えてきて、さまざまな調査がおこなわれるようになりました。

わたしが薬局に勤めていたときも「スタチン剤を飲みはじめてから、わき腹が痛くなる」「わき腹がげっそりやせてしまった」「うつではないかと思うくらいやる気がなくなる」など副作用と思われるような相談を受けました。

スタチン剤はコレステロールを体内合成する過程で必要なメバロン酸をつくるためのＨＭＧ-ＣｏＡ還元酵素の働きを阻害します。この酵素は心臓にも多く存在します。

メバロン酸は補酵素Q10（コエンザイムQ10として知られている）の原料となります。補酵素Q10は、ミトコンドリアが栄養素をエネルギーに変える働きにも影響をおよぼしかねません。

すでに述べたように、コレステロールは細胞膜の原料になります。多くは脳神経系の膜構造を形成しており、コレステロールが減ることにより、細胞膜の働きが悪くなり、細胞内にセロトニンが取り込まれず、うつ状態になることも考えられます。

脳細胞の神経細胞間をつなぐシナプスの機能に対しても、重要な役割をもっています。

うつのほかにも暴力や自殺、高齢者の認知症や記憶障害、精神錯乱など脳のさまざまな機能にも、コレステロールを抑制したことによる副作用が生じる恐れがあります。

スタチン剤の副作用に、横紋筋融解症という症状があります。筋肉をつくっている骨格筋細胞に融解や壊死が起こって、筋肉の成分が血液中に流出してしまうものです。

手足がしびれたり、力が入らなかったり、全身がだるくなったり、筋肉が痛んだり、こわばったり、尿の色が赤褐色になったりなどの症状が出たり、腎不全を起こしてしまうこともあります。

このように、コレステロールは神経伝達に重要な役割をもっており、低すぎるコレステロールが脳に影響したり、末梢の神経にも影響して神経障害が生じてしまう可能性もあるのです。

多発性神経炎などになると、筋力が低下して、歩くことも困難になります。新規糖尿病発症を増加させる恐れもあります。

また、コレステロールは免疫力とも関係があり、スタチン剤によって免疫力が抑制され、がんを引き起こす可能性が高いという報告も数々上がっています。がんの潜伏期間は10年～20年、あるいはそれ以上と言われているので、まだまだ未知の部分も多いのです。

宮沢賢治の雨ニモマケズから学ぶ、切り替え方

群集心理も働いて正しいことだと思って、みんなが同じ方向に進んでしまうことがあります。しかし、その後、新しい事実によって、間違いだったことに人々が気づいたときは、誰でも一瞬心が乱れがちです。何が悪いと開き直ったり、人のせいにしてしまうかもしれません。

コレステロールの薬に関しても、今の基準値では問題なかったのに、長年薬を飲んでいる人のなかには、怒りや憤りの気持ちが抑えられない人もいるかもしれません。そのようなとき、わたしは宮沢賢治の「雨ニモマケズ」からヒントをいただいています。

「雨ニモマケズ」
雨ニモマケズ
風ニモマケズ
雪ニモ夏ノ暑サニモマケヌ
丈夫《ヂャウブ》ナカラダヲモチ
慾《ヨク》ハナク
決シテ嗔《イカ》ラズ

イツモシヅカニワラッテヰル
一日ニ玄米《ゲンマイ》四合ト
味噌《ミソ》ト少シノ野菜ヲタベ
アラユルコトヲ
ジブンヲカンジョウニ入レズニ
ヨクミキキシワカリ
ソシテワスレズ
野原ノ松ノ林ノ蔭《カゲ》ノ
小サナ萱《カヤ》ブキノ小屋ニヰテ
東ニ病気ノコドモアレバ
行ッテ看病シテヤリ
西ニツカレタ母アレバ
行ッテソノ稲ノ束《タバ》ヲ負《オ》ヒ

南ニ死ニサウナ人アレバ
行ッテコハガラナクテモイイトイヒ
北ニケンクヮヤソショウガアレバ
ツマラナイカラヤメロトイヒ
ヒデリノトキハナミダヲナガシ
サムサノナツハオロオロアルキ
ミンナニデクノボートヨバレ
ホメラレモセズ
クニモサレズ
サウイフモノニ
ワタシハナリタイ

『日本の詩集8　宮沢賢治詩集（角川書店、1969年）』

コレステロールの数値は、ストレスの影響を大きく受けます。

「慾ハナク、決シテ嗔ラズ、イツモシヅカニワラッテヰル」

これはとても心が安定した状態です。その反対に、食欲、物欲、他人と比べたり、いつもイライラしていたり、つまらない面白くないと不機嫌な顔をしているときはストレスとなってからだに負担がかかります。何かストレスになっていないでしょうか？

私たちは自分の都合で考えがちです。しかし、賢治の詩は、自分のことは勘定に入れない。大きな心で捉えているように思います。

「ホメラレモセズ　クニモサレズ」

宮沢賢治の雨ニモマケズを朗読すると、その場に留まらず、淡々と進んでいく様子が伝わってきます。その背景に強い意志を感じます。

健康なからだで自分は何がしたいのだろう?

よく考えてみてください。目的が明確になると、心がブレなくなります。薬を飲んでいる人も飲んでいない人も、コレステロールや中性脂肪を生活習慣で改善すると、どんなよいことがあるか、たくさん書き出してみましょう。それを達成するために、何をしたらよいのか、必要な行動が見えてきます。

たとえば、ずっと薬を出され続けているだけならば、医師に生活習慣改善の指導を仰いだり、別の先生の考え方を聞いてみることも選択肢になるかもしれません。

意識しだいでは数値が劇的に変わることもあります。ある自治体での糖尿病教室でのことです。ヘモグロビンＡ１ｃ８％台以上が長く続き、来月からインスリンの投与を示唆された60代の女性が、１ヵ月後にヘモグロビンＡ１ｃが１％以上も下がりました。医師からも「何をしましたか？　この数字だったら、インスリンは始めなくてよいです」と言われたそうです。

糖尿病改善のためのメニューを１ヵ月試したにしても、大きな変化でした。ご本人も「周りで通院している人も、インスリンを打つ人が増え、自分もそろそろかとあきらめていました。薬を飲むだけで何もしていませんでしたが、食事などできることからまずやってみよう。そう思っただけです」と、心構えが行動にも匹敵する効果をもたらしたのです。

人生100年時代に向けて

時代によって、基準値が変わり、世間を騒がせてきたコレステロールですが、歴史を振り返ると、この混沌としている時代はいつまでも続くはずはなく、その先には、新しい進化が待っているはずです。このたびのｎｏｎ－ＨＤＬコレステロールを減らすということに注目が置かれたことは大きな意味をもつでしょう。

よりよい方向に進化させるために、専門家任せにせず、コレステロールや中性脂肪が自分に必要なものであることを理解して、健康になり、生きがいをもって、社会に貢献できる心とからだをつくっていきましょう。

昭和初期の平均寿命はおおよそ45歳でしたが、今や人生１００年時代を迎えようとしています。わずか80年で寿命は大きく伸びていますが、人類誕生の歴史と比べると「光陰矢の如し」です。

そして、私たちの心の中に生き続けているものに、日本伝統文化があります。

お祭りにしても、武道や茶道、華道などにしても、これら日本伝統文化は、長く受け継がれ、長生きの最たるものではないでしょうか。学ぶことがたくさんあります。

祭りや昔から引き継がれている行事などを見ても、もともと備わっている連帯感の精神は、世界にも誇れるものではないかと思います。

東日本の震災のような大きな被害に遭っているときも、ボランティアの人の身体を気遣う姿は、世界の人々にとっては驚きのようでした。


そのようにつながっているという想いが、大きな安心となって、社会的なストレスなども軽減することができるのでしょう。さらに、継承されていく文化には、礼儀が備わっています。

それぞれで決められた、挨拶の仕方などの作法にも、研究からつくられる運動以上の身体上の効果、精神面の鍛練などで培われる心の健康効果が備わっていると思います。

和食がブームになっていますが、大きくとらえると、型があり、感謝の気持ちや礼儀が、食文化の中に含まれていると感じます。世界の人々も、心の底で、その必要性を求めているように思います。

日本伝統文化を受け継ぐ気持ちにも健康になる要素がたくさんあります。それらを自分の生活に近い所、自分がわくわくすることから、取り入れてみるとよいのではないでしょうか。

ライフステージに合わせてコレステロールを考える

■女性ホルモンで守られている20代、30代の女性の場合

20代から30代前半の女性では、コレステロールが高い人はほとんど見られません。

この時期、女性のからだは妊娠出産をするために、女性ホルモンの働きで守られています。

妊娠しやすいからだに調えるエストロゲン（卵胞ホルモン）と、妊娠

を助けるプロゲステロン（黄体ホルモン）の２つのホルモンが、連携してからだを守っています。

女性ホルモンには動脈硬化を防ぐさまざまな作用があります。男性より一般的に健康なのは、次のような働きもあるからです。

エストロゲンは、血管壁に作用し血管の弾力性を保ち、また脂質代謝をよくしてＬＤＬや中性脂肪を減らし、ＨＤＬを増やします。内臓脂肪も蓄えにくくなります。

エストロゲンにはビタミンＣやビタミンＥなどと同じように、抗酸化作用があると言われています。エストロゲンが活性酸素の発生を抑制するため、ＬＤＬの酸化を抑制するのです。酸化ＬＤＬは動脈硬化の進行に密接に関係しているため、エストロゲンが分泌されているときは、心筋梗塞や動脈硬化、がんなどの生活習慣病になる確率が少なくなります。

また、女性ホルモンは、骨・血管・心臓など臓器の機能を高め、病気の予防の手助けをしています。

このように子孫を残すために、さまざまなからだを守る機能が備わっていて、この年代はコレステロールの値が安定しています。

■女性ホルモンの状態が変わる40代、50代の女性

一般に更年期の症状は40代の半ばころから、50歳あたりに現れる人が多いです。卵巣の働きも鈍くなり、エストロゲンも減って、卵巣の機能が衰えていきます。

いままで、女性のからだを守ってきた、女性ホルモンの分泌が少なくなってくるため、からだのトラブルも生じやすくなってしまいます。大

きな変化に戸惑い、さまざまな不安も生じるでしょう。

女性ホルモンの変化によって、コレステロールの数値も急に上がってきます。総コレステロールの基準値が220だったころは、更年期の女性にコレステロールの薬が多く出されました。このとき、食生活に気をつけても数値が変化しにくいのは事実です。からだ自体が変わってきているからです。

このため、日本人間ドック学会のコレステロール基準値は女性の場合は年齢別で異なっています。60代までからだの変化が大きく出る人もいます。

子どもを産むためのからだから、自分らしく人生の後半を心豊かに過ごす時期がやってきたのですから、落ち込む必要はありません。新しいステージに向かうための変化なのです。

この時期のお勧めは運動です。手をしっかり振って、歩幅を広げてがんばるウォーキングではなく、天気のいい日に、季節の変化を楽しみながら、家の周りを軽く歩いてみましょう。運動嫌いの人は、ウォーキングでさえ、ストレスになってしまうことがありますから、おなかに力を入れて、姿勢をよくするだけの武道ウォークも試してみてください（第5章）。

武道のよいところは、からだの動きとともに精神も一緒に調えられることです。フィジカルとメンタルを別々に鍛える必要がなくなります。

■油断できない20代、30代の男性の場合

男性にも更年期の時期はありますが、女性のように、ライフステージ

ごとに、体調や心が大きく変化することはありません。コレステロールの数値も大きく変動しません。

しかし、20代~30代の男性でも、ＬＤＬが高かったり、ＨＤＬが高すぎるなど、若くても数値の高い人がいます。

男性の場合は、女性ホルモンのように、若くてもからだを守ってくれるものはありません。社会人になって、環境が変わったことにより、生活習慣の変化からくるストレスがコレステロールの値にも反映されてきます。若さに任せて暴飲暴食をしたり、不摂生している人もいるでしょう。

30代で結婚をすると、また新しい環境で過ごすことになるので、考え方も違うし、知らないうちにストレスが溜まってしまいがちです。共稼ぎ夫婦も多いので、分担して家事をしたり、働く時間や休日が異なると、それもストレスになってしまいます。

特定健診は40歳〜74歳におこなわれます。20代、30代のころから健康教育を受けることで、コレステロール値を安定させます。この年代は健康指導をおこなうと2週間くらいで、数値改善することも多いです。

西洋式のトレーニングは、ストレッチ・筋トレと教科書のように分けて時間をかけておこないます。休みの日、時間があるときはジム通いもよいでしょう。

仕事中でも健康になれます。第5章で紹介しているとおり、仕事中でもおこなえる心とからだを調える方法を身につけることで、病気リスクの早期予防につながります。

からだを鍛える時間（筋トレ）、ストレッチ、メンタルを調える時間など、それぞれにお金と時間を割く余裕はなくても、日本伝統文化である本来の武道のからだの使い方をもってすれば、心技体を一致させて、仕事をしながら、調えることが可能です。

■次のステージの前に調えておきたい40代、50代の男性

メタボが進んでしまっている人、コレステロールや中性脂肪が高すぎて薬を勧められた人、からだのどこかに不安のある人がこの年代では増えてきます。

長年のストレスが溜まっていることも多いし、働き盛りで健康に気を遣う暇もないというのが現状です。定年を迎えるまでは不健康な生活でもやめるつもりはない、やめられないと割りきっている人もいます。

また、薬でコレステロールや中性脂肪を下げたり、やせられるのであれば手っ取り早くてよいと考えている人もいます。

その場しのぎで、数値を薬だけで抑えると、何年後かに副作用に悩むことが出てくるかもしれません。また男性はコレステロールが一生を通して大きな変動もなく進むのが自然なのに、低くなりすぎると、からだに異変を起こしてがんを発症しやすくなることも考えられます。

そして、この年代が考えなければならないことは、人生100年時代と言われるように、退職してからの人生が長くなっているということです。

「健康管理なんて面倒くさいし、今、好きなことを好きなだけしていたい」と思う人もいるかもしれませんが、冠状動脈系の大きな疾患になってしまうと、好きなこともできなくなり、もし寝たきりになってしまえば、人生の後半が寂しいものとなってしまいます。

人生50年のころと比べて、私たちは一生を2回味わえると考えてみてはどうでしょうか。不健康だと日々不安が付きまといますが、退職するまでに健康づくりに取り組み、退職後は自分の生きがいに向かって、有意義な人生を楽しむことも十分可能です。

よって40代、50代、男性のコレステロールがもっとも高くなっていく時期こそ、生活習慣の改善がとても意味のあるものになります。

運動する時間がなければ、仕事中で十分です。むしろ、仕事と関係のないことでからだを調えるより、仕事中に調えることで多くの恩恵を受けることになります。脳も活性化して、アイデアが浮かび、仕事が楽しくなります。

40代、50代、食べすぎや運動不足でコレステロールや中性脂肪が高くなっているのあれば、いまから健康な生活習慣を身につけて、自分らしく生きる道しるべをつくりましょう。

■男女の比較と高齢者

ＬＤＬは、40代までは男性より女性のほうが低いけれども、50代からは逆転して、女性のほうが高くなります。

２０１３年の厚生労働省の人口動態統計によると、心筋梗塞による死亡率は、女性の40代～50代までは男性の20％、60代で26％、というように非常に少ないのですが、70代～80代では、40％～60％と急増します。

一般的に女性では60歳、男性では50歳まで血中のＬＤＬの上昇がみられますが、その後、後期高齢者の年齢あたりになると、それまで高すぎるのがよくないと言われてきたＬＤＬが自然と減っていきます。

コレステロールが、ある程度あったほうが長生きであると言われることからも、この世を去るまでに、だんだん減っていくということは、自然現象なのでしょう。コレステロールを下げすぎると、脳の60%は油なので、うつや認知症、記憶障害などの可能性も考えられます。

それに対して、動脈硬化性疾患による死亡率は、加齢とともに増えていきます。ＬＤＬは減少していくけれども、動脈硬化による死亡率は高くなり、高齢者ほど動脈硬化による循環器疾患のリスクと、ＬＤＬの数値の関係性は薄くなっていくのです。

病気の有無や、薬物の投与の仕方、併用している薬物があれば、それらの相互関係も考慮しなければなりません。

これから、人生１００年時代になっていくとしたら、誰でも心がけたいことは、年齢に合わせて、男女のコレステロール変化が違うので、それに順応していけるよう、また周りに気遣いができることも大切です。

日ごろからお薬の飲みすぎで、内臓を疲れさせないことです。病気リスクを考えたときに、年齢によるからだの変化だけではなく、腎臓や肝臓などの働きや薬物代謝能力がどれほど低下しているかということも関わってくるからです。

第4章

どうしたらコレステロール・中性脂肪は正常値になるのか？

酸化でさびる原因は活性酸素

最上級の名刀と言われるものでもさびてしまうと、価値がなくなってしまいます。からだでいうさびとは酸化のことです。

ＬＤＬは悪玉コレステロールと言われていますが、少なければ少ないほうがよいわけではなく、ある程度あったほうが長生きすると言われています。

しかし、前述したように酸化ＬＤＬに変わってしまうと、動脈硬化の要因になり、悪玉コレステロールと言われてしまうのです。

私たちは、生命を維持するために酸素を取り入れて呼吸をし、その酸素を使って食事で摂った栄養素を燃やし、エネルギーをつくり出しています。

体内に取り込んだ酸素の約2％は活性化して、活性酸素を生じます。酸化は、私たちが生きていくうえで避けることのできない反応です。生きている以上、酸化して活性酸素が出るということになります。

活性酸素には、強力な酸化作用の働きもあり、体内に侵入したウイルスや細菌、有害物質を除去し、からだを守ってくれるという重要な役割もしています。

その反面、多く発生すると、鉄が酸化してさびるように、からだの老化を促進してしまうのです。

からだは、酸化を防止するように、体内で抗酸化物質や抗酸化酵素をつくっています。たとえば活性酸素を無毒化して除去してくれる、SOD酵素も抗酸化酵素のひとつです。しかし、酸化が進みすぎるとこれらでは追いつきません。

私たちはコレステロールを酸化させる活性酸素が増えすぎないように、生活習慣に意識を向けることが大切です。

ところが、現代の生活には、活性酸素を発生する要因がたくさんあります。

①食事が原因となるもの

食生活の乱れ、食品添加物、加工食品、酸化した油、過度な飲酒など。

昔は日常を「ケの日」と言って、贅沢ではない普通の食事をいただき、お誕生日や特別な日は「ハレの日」と言って、ご馳走をいただきました。

いまはそのようにメリハリはなく、食べたいものを食べたいだけ食べられる時代です。

時には、羽目を外すこともあったり、好きなものをおなかいっぱい食べたいこともあるでしょう。それも悪くはありません。

ただ、油断して普段から食べすぎたり、加工食品や添加物を摂りすぎていれば、活性酸素が多く発生して、体内の抗酸化物質や抗酸化酵素などでは酸化をくい止められなくなってしまいます。

②食事以外の習慣が原因となるもの

ストレス、睡眠不足、不規則な生活、喫煙、激しい運動など。

喫煙の害は当然ですが、現代では睡眠不足や不規則な生活も当たり前になっていて、生活習慣の乱れはからだの酸化を進行させます。また激しい運動（無酸素運動）も酸素を一気に消費するのでかえって健康にはよくないのです。運動については次章を参考にしてください。

③ 環境が原因となるもの

紫外線、大気汚染、排気ガス、ダイオキシンなど、電子レンジやパソコンなどの電化製品。

活性酸素は、大気汚染など、自分だけの力では防げないような環境によっても大量に発生してしまうことがあります。そのような環境汚染によって生じた活性酸素もＬＤＬを酸化して、酸化ＬＤＬとなり、動脈硬化を加速し血管を老化させてしまいます。

糖化は茶色く「焦げた」状態

糖化とは、体内でたんぱく質と余分な糖がくっついて、変性してしまう現象を言います。そのときにつくられる物質がＡＧＥ（Advanced Glycation End Products）、終末糖化産物です。ＡＧＥは活性酸素を増やし、酸化も進めてしまいます。

血液中の「たんぱく質」＋「糖」＋「熱」によって、茶色く焦げたような老化の現象を引き起こします。この反応をメイラード反応と言います。肉を焼いたときの焦げやせんべいの焼き色なども この現象の結果です。

ホットケーキの場合は、卵、牛乳の「たんぱく質」に、小麦の「糖」、そしてフライパンの上で加熱されて、茶色くおいしそうに焦げて、糖化したホットケーキが出来上がります。

糖化が進むと、正常なコラーゲンまで分解されてしまうので、しわが増えたり、くすみが増えたり、肌のハリや艶がなくなったりと、老化現象が加速してしまいます。美容面だけではなく、動脈硬化が進んだり、糖尿病合併症、アルツハイマー型認知症、がん、白内障、骨粗しょう症など、健康面においてもさまざまな影響をおよぼします。

またAGEは活性酸素を増やし、酸化も進めてしまいます。AGEを増やさないように、次のような生活を心がけましょう。

① 炭水化物を控えめに

なぜコレステロールが糖化するかというと、食事で精製した炭水化物を摂りすぎるからです。炭水化物から食物繊維を除いたものを糖質と言います。多すぎる糖は血管や臓器などのたんぱく質とくっついてＡＧＥをつくります。また、ＬＤＬが糖化すると糖化ＬＤＬとして変性してしまいます。

コレステロールは脂でそのままでは血液と一緒に運べないので、血液中を流れるようにするため、外側がリポ蛋白というたんぱく質で覆われます。このリポ蛋白と血液中のブドウ糖、ガラクトース、果糖といった糖質が一緒になり、体温の熱が加わると糖化コレステロールに変性してしまうのです。ですから、炭水化物の摂取が過剰にならないように気をつける必要があります。

お菓子類、ジュース類はそのもの自体にAGEを多く含んでいますが、それだけではなく、そこに使われている人工甘味料（果糖液糖や果糖ブドウ糖液糖など）は、血糖値を下げる働きや、腸内バランスを悪くしてしまいます。食事法については第6章を参照してください。

からだの糖化は膵臓にも負担をかける

私たちは生きるために食べものを食べ、それを消化・吸収して、エネルギーのもとであるブドウ糖をつくります。血中のブドウ糖が増えると、血糖値が上がります。

そうすると膵臓からインスリンが分泌されて、そのブドウ糖は骨格筋に取り込まれたり、全身の組織に運ばれたり、肝臓に貯えられたり、必要なところに使われて血糖値が下がります。

インスリンは膵臓のランゲルハウス島というところにあるβ細胞でつくるのですが、「糖化」が進みつねに高血糖の状態になると、膵臓が疲れてインスリンの分泌が悪くなります。また、インスリンが分泌されても反応が悪くなってしまうのです。すなわち、血液中のブドウ糖が必要なところに運ばれていかず、血管の中で交通渋滞のような状態になります。高血糖状態です。

多すぎるブドウ糖は、血液をドロドロにしてさらに血管を傷つけます。動脈硬化を促進し、糖尿病になってしまうと、合併症である網膜症、腎臓障害、神経障害が心配になってきます。

インスリン抵抗性の状態では、ＬＤＬが低下してしまい、中性脂肪の分解が進まず、善玉と言われるＨＤＬが減ってしまいます。

さらに、中性脂肪が多いと、ＬＤＬよりも小型のスモールデンスＬＤＬも増えてしまいます。これは、血管内皮下に侵入しやすく、血管の滞在時間が長くなるため、動脈にコレステロールが長く沈着し、そこにマクロファージが集まり、動脈硬化が進みます。

そして、ＨＤＬのコレステロール引き抜き能力も低下してしまい、動脈硬化を予防する、アディポネクチン（後述）も減ってしまうというように、どんどん動脈硬化の状態へと進んでしまいます。

このように、次々といろんな数値に影響してしまうのですが、逆もまた真なり。食事や運動などで根本から改善してくると数値も一緒によくなっていきます。

メタボはなぜ悪いのか？

メタボリックシンドロームと診断されてから、スポーツクラブに通ったり、高額なお金をかけてパーソナルトレーナーを付ける人も増えています。洋服のサイズが合わなくなるだけではなく、放置すると心筋梗塞や脳梗塞など重篤な病気に発展する恐れがあると認識する人が増えてきているからでしょう。

内臓脂肪型は、内臓の周りに脂肪が集まり、おなかがポッコリするため「リンゴ型」とも言われます。対して皮下脂肪型は、皮膚の下に脂肪が集まり、腰まわりや太もも、お尻、腕などとくに下半身を中心に脂肪がつくため、「洋ナシ型」とも言われます。

内臓脂肪型で基準値外の数値が増えるほど、炎症を現す数値CRPが高くなると報告されています。すなわち慢性の炎症を起こしているのです。

炎症と聞くと、多くの人は慌てるかもしれません。発赤、熱感、腫脹、疼痛など、悪いことのように思えるからです。

しかし、炎症もからだを守る防御反応です。病原菌が入ってきたり、組織が傷害を受けたりすると、からだは恒常性維持（一定の状態）を保つために、炎症によって、血流を増加させ、組織の異常を治そうとします。その結果が、赤くなったり、熱をもったり、腫れたり、痛むという症状となって表れているのです。

炎症が生じているとき、酸化ＬＤＬも増えます。炎症を修復するためにＬＤＬも細胞膜の材料を届けに集まってきます。

また、内臓に脂肪がたくさん蓄積すると、心臓なら収縮機能や拡張機能を低下させて、肝臓なら脂肪肝になったりと、機能障害を起こしてしまいます。

脂肪が蓄積すると代謝も悪くなり、代謝が悪くなると酸化しやすくなり、機能を損ねてしまうのです。

脂肪細胞自体からは、色々な物質がつくられて分泌されています。そのひとつがアディポサイトカインという生理活性物質です。アディポサイトカインには、血管の傷を修復したり、改善したり、動脈硬化を予防するアディポネクチンのような、善玉サイトカインがありますが、内臓脂肪が蓄積した状態になると、有効に働くことができません。そして、本来の働きではなく、悪さをする悪玉サイトカインが増加してしまうのです。

悪玉サイトカインのひとつに「ＰＡＩ－１」（プラスミノーゲンアクチベーターインヒビター１）があります。

本来は、出血を修復するために血液中で血液を固める作用のある血小板と結合します。しかし、内臓脂肪が過剰になり、ＰＡＩ－１が多く出すぎると、血の塊（血栓）をつくりやすくなります。

同じように、ＴＮＦ－α（ティーエヌエフアルファー）は腫瘍細胞を壊死させる作用がある物質として発見されましたが、内臓脂肪が過剰になると、インスリンの働きを悪くし、糖尿病を引き起こしやすくします。

腎臓の血流量が低下したときには、アンジオテンシノーゲンが血圧を上げて腎臓の血流量を上げます。しかし、これも過剰に働いて血圧が上がりすぎてしまうことが起こります。

からだの構成成分は、忠実に自分の役目を全うしようと機能しています。人間のからだの機能は、神業のように緻密につくられており、循環を滞らせないように働いています。まるでひとつの構成成分に意識があるかのように我慢強く働き続けています。そこに人間の慾が働いて不摂生な生活習慣を送ると、バランスが乱れてしまうのです。

内臓の脂肪細胞から出される物質も、本来の働きがあります。内臓脂肪が増えすぎてしまったメタボ状態で悪さをしているにすぎないのです。ただし、内臓脂肪は皮下脂肪に比べて、付きやすいけれども、落ちやすいと言われています。改善しやすいのです。

薬に頼らないメタボ対策

突然の出来事にも動揺しない人を「腹が据わっている」と言います。どっしりと落ち着いた姿勢のときは、頭がクリアで、的確な判断や直観力が冴えます。

メタボの人は、内臓脂肪が溜まっておなかにも力が入っていないので腹筋も弱り、正しい姿勢が難しくなります。

武道では姿勢や動作における丹田を重要視します。いざという時すばやく動けるよう、無意識のうちにおなかに力を入れる必要があります。日本伝統文化を受け継ぐ職人もおなかに力を入れて仕事をしています。

難しいことは考えずに、おなかに力を入れてみましょう。私たちのD

NAに組み込まれた、丹田を意識したからだの使い方を思い出しましょう。腹囲を一気に10センチメートル減らすのは大変ですが、1センチメートル～2センチメートルは、少しおなかに力を入れるだけでも無理なく減らせます。

メタボ対策のみならず、今の時代、地震や天災など思わぬ災害も増えていますが、そのようなとっさの時にも無意識に身を守れるように動けるようになるのです。

そして、混雑する電車内などで人にぶつかり、不機嫌な顔をすることもなく、スマートに日常生活を過ごせるようになります。

日本伝統文化は仕事をしながら、日常生活でからだを調えてきた文化です。効率的でリバウンドしないこの用法を取り入れない手はありません。気がついたときに、おなかにギュッと力を入れてみましょう。そして、いつも数値を意識しておくことも脳への刺激になります。

特定健診では、メタボリックシンドロームの判定基準として、腹囲を測ります。ここで注意しなければならないことは、身長を加味していないことです。

身長の高い人も低い人も、腹囲が男性85センチメートル以上、女性90センチメートル以上を基準値として判断します。

本来、背の高い人は、少しくらい腹囲が大きくないと、からだのバランスが取れません。背の低い人より腹囲は大きくなるのが自然です。

よって、基準値は参考にして、毎年腹囲を測って急に大きくなっていないかなど、その変化に注目しましょう。

多くの人は「メタボの判定がきた」とがっかりして立ち止まってしまうのではないでしょうか。しかし、このことをきっかけに、腹囲を小さくしたら、どんなよいことがあるでしょうか？　考えを切り替えることも大切です。

「昔のお気に入りの洋服をまた着ることができる」
「かっこいいと言われていたあのころに戻りたい」
「身軽になったら旅行にでも行こう」

もう一度、やりたかったことに向かえるチャンスです。からだに負担をかけていたことに気づき、「無理させていたね」と労る機会を与えられたと思うといいでしょう。

1年に一度、特定健診を受けて、昨年と違っている変化を見つけ出します。腹囲や体重は自分で測ることができるので、1ヵ月に一度は測りましょう。少し意識が変わっただけでも変化は現れます。

ある人は、体重計になりたい理想の数値「○キログラム」と大きく貼って、体重計に乗っては、その数値を見てやせたそうです。

ある人は、商売をしていて忙しいので、「来月までにウエストを5センチメートル減らします。ありがとうございます」とお釣りを出すときに毎日口にするだけで、ほんとうに5センチメートル減らしました。

カレンダーに毎日数値を書いているだけで、体重が減った人もいます。人それぞれの方法で、結果が出ています。

今までおこなってきた方法で変化がなければ、別の手を考えましょう。結果が出るまで、あの手この手で取り組めるものを試してみるとよいのです。

多くの人に共通するのは、無理をしてがんばってやせたことによるリバウンドです。また、調子よくやせているのに、体重が減るのが止まってしまい、モチベーションが下がって、ダメだと思ってやめてしまい、元に戻ってしまうこともあります。

からだは、ダイエットをして、体重が急に減ってくると、ある時点で「ご主人様どうしたのだろう？　こんなに急に体重が減って、どこか具合が悪いのではないだろうか？　このまま体重が減ったら危険だ！」と、一時体重の減少を防ごうとします。そこでやせにくくなります。

しかし、体重が変わらなくても続けていると、しばらくしてからだは慣れて、また体重が減っていきます。そこまでいくとリバウンドしにくいのです。

現代人の多くは肝臓がお疲れ気味

肝臓がコレステロールをコントロールしています。食べものからだけでは足りない分は肝臓でつくられ、多すぎれば肝臓で分解されます。

肝臓は化学工場のようだと言われるように、コレステロールをつくるほかにも、じつに多くの仕事をしています。たとえば、取り込まれた栄養素を、組織で利用されやすいようにつくり変えたり、各組織から供給される老廃物の解毒や体外への排出機能なども併せもちます。暴飲暴食を続けて悪玉の腸内細菌を増やしてしまったり、添加物や薬などの化学物質を摂りすぎれば、解毒のために肝臓に負担がかかります。

質のよいコレステロールをつくるにはその生成工場である、肝臓に負担をかけすぎないことが大事です。

肝臓がお疲れの人はたくさんいらっしゃいます。たとえば、次の項目で当てはまることはありませんか？

□ 目が疲れやすい
□ 酸っぱいものを異常に欲する
□ 喉が渇くけれども水はそんなに飲みたくない
□ 呼吸がゆったりできない
□ イライラしやすい

多くの人は、肝臓が疲れている＝お酒の飲みすぎだと思いがちですが、ストレスも肝臓に大きな負担となります。

内臓は単独で働いているのではなく、それぞれ関わり合っています。たとえばストレスで肝臓に負担がかかると、がんばって働く肝臓のために血液が集まってきて、その反動で、今度は胃に十分な血流がいかなくて食欲が出ないという事態も起こりえます。

症状は、ほんとうはありがたいことで未病を治すためのサインなのです。症状は、生命エネルギーが乱れていることを現します。それを見逃すことなく、治るように生活習慣を整えれば、病気を未然に防ぐことが可能なのです。

質のよいコレステロールをつくるために気をつけたい５つの生活習慣

1 運動不足解消はがんばらない

肝臓を疲れさせないためには、コレステロールの質をよくすることが大切です。ＨＤＬを増やすには有酸素運動がよいとよく言われます。そうすると１万歩を歩かなければならないと勘違いする人もいます。

わたしは大学生のときから運動指導をしてきました。「歩幅を大きく、がんばって歩いたら股関節を痛めた」「筋トレメニューをがんばっておこなっても数値が改善しない」といった方々の声を聴き、症状が違うのにどうして同じ運動を一生懸命数にこだわっておこなうのだろうと、疑問をもつようになりました。

その後、わたしは居合という武道に出会い、そして現在は余計なところに力を入れないという、武道空手で本来の考えや動きを学んでいます。

わたしが全国でおこなっている健康教室では、「○○歩歩きましょう」ということは言いません。それでも、短期間でコレステロールや血糖値が改善していきます。回数をがんばるより、丁寧に考えながらおこなう質を大事にしています。


歩数を目標に、やる気が出て、イキイキと取り組める人はよいでしょう。ですが、義務感でストレスになる人は、数にこだわると長続きしないのです。

いつもと同じことをしても変わらないというときは、別のことにチャレンジする。自分に合った楽しくできる方法がきっと見つかります。季節の変化を楽しみながら、五感を使って歩くこともよいでしょう。腕をがんばって振って歩いている人は、おなかに力を入れて、ほかはリラックスして歩いてみましょう。

また、外を歩かなくても、テレビを見ながら椅子に座ってからだを動かしてもよいでしょう。病院の待合室でも、適度な運動をすることは十分可能です。

生活習慣病は、新陳代謝が悪いことが大きな原因です。時間があるときに自分でマッサージしたり、ポカポカとからだが温まることをしてもよいのです。心も温まるそんな運動をお勧めします。

そして運動の時間が取れなくても、日常の動きを工夫しましょう。

雑巾を絞ることで腕の筋肉を鍛えます。程よい刺激となり、血流がよくなります。窓ふきは全身運動、重いダンボールを持つときは、体幹のトレーニングというように、わたしは雪かきや畑仕事、介護などの仕事を体操にアレンジしています。

また職場での動きも、トレーニングになります。洗車体操、運転手体操など、体操をすると仕事が楽しくなります。がんばって運動しなければならないではなく、生活のなかに取り入れて楽しくからだを動かすと数値は正常に戻るのです。

2 食べすぎ、甘いものの摂りすぎ、冷たいものの摂りすぎ

過ぎたるは及ばざるが如し

これらはどうも、人間の欲が出てしまうということが原因のようです。食いしん坊の野生の豚にえさを与えると、豚はがつがつと食べても本能的に腹八分目でやめるそうです。からだに必要なところまで食べてそこで終わりです。

人間も豚のように無意識のうちに腹八分目でやめられるとよいのですが、おいしいからもっと食べよう。なかなか普段食べられないから、多めに食べてもいいだろう。食べ放題だから、しっかり食べないと損だなど、いろんな欲が生じて食べすぎてしまいます。そして、余分なコレステロールが増えたり、メタボとなってしまうのです。

ですが、人間には再チャレンジの機会が与えられています。それは人間脳があって、考えたり、反省したり、人間らしく生きるための脳の機能が備わっているからです。

いままで欲に任せて食べていた人も、人間脳を働かせてみましょう。もしかしたら、何か満たされないことを補うために食べていた、など思い当たることがあるかもしれません。

3 ストレスがコレステロールを増やす

ストレスとは、もともとは物質に外から力が作用したときに生じる物体の歪みを表す工学の用語でした。

また、漢方医学では病気の原因を、「外因」気候変化によるストレス、「内因」精神的なストレス、「不内外因」食事や生活のストレスの3つに分けて考えます。

そう考えると、私たちの周りには、ストレス要因になるものがたくさんあります。暑さ寒さ、地震などの天災、職場の人間関係、定年後の自分の将来、老後の心配、国ごとの争いごとなど考えたらきりがありません。

脳やからだがストレスを多く受けると、身を守るために抗ストレスホルモンであるコルチゾールというホルモンがつくられます。その結果、原料であるコレステロールが増えるのです。

ストレスによってコルチゾールがエネルギーを消費するとき、酸素が必要となり、酸化が起こります。このときに発生する活性酸素が細胞を傷つけるのです。これが酸化ストレスとなります。

「運動をして食事にも気をつけているのにコレステロールの数値が下がらない……」

こんな人は、ストレスが多すぎるのかもしれません。

コルチゾールは、副腎皮質から放出されます。副腎は、腎臓の上、肋骨の一番下のあたりに隠れるようにあります。ストレスを感じると、腰の背中側あたりが痛くなったり重くなったりして自然と手を当てている人もいることでしょう。

疲れているところは、うっ血して血流が悪くなり、凝り固まっているものです。ストレスが溜まって、腰が重だるくなっているときは、手をウエストのあたりに当てて、上下に動かしてさすったり、ゆっくり気持ちいい範囲で腰を回して動かすこともお勧めです。

過度なストレスを受けていると、コルチゾールを出してがんばっていた副腎皮質もくたくたに疲れて働きが悪くなってしまいます。副腎の働きのなかには、炎症を抑える働きがありますが、副腎が疲れすぎると、炎症を抑える力も弱くなって、湿疹、かゆみ、咳、痛みなどさまざまな症状が出てしまいます。

病院に行くと、コルチゾールやその類似物質が含まれる、ステロイド系抗炎症薬などの薬を処方されることがあります。薬で症状が治まれば安心してしまいがちです。しかし、本来、副腎がするべき仕事を薬が補うことで、だんだん副腎が怠けてしまいます。

大事なことは炎症が起こっているときは、お薬だけに頼るのではなく、慌てず自分を客観的に見て、ストレスはないか、無理をしていないか、寝不足ではないかなど、原因を探ることが大事です。過剰なストレスで、副腎が疲れたままだと、今度は、脳の記憶を司る海馬を萎縮させてしまったり、腎臓の機能まで悪くなってしまったり、臓器はそれぞれ連携して働いています。

ここで、からだに悪さをする悪玉ストレスを、善玉ストレスに変える方法をお伝えします。

ストレスを受けたとき、たとえば健診数値が悪かったという結果が届いたとしましょう。そのことに対して「困った、大変だ、どうしよう」と考えると、交感神経が過剰になって、血流が悪くなることが考えられます。副腎皮質ホルモンからは抗ストレスホルモンである、コルチゾールがつくられます。

それに対して、健康の講座に出たりしながら、何とか解決方法はないかと、挑戦する気持ちで取り組むと、βエンドルフィンなどの免疫力をアップしたり、若返りの物質を分泌します。

同じ物事でも、捉え方によって、善玉ストレスにも、悪玉ストレスにもすることが可能です。

どんどん複雑になってくる現代社会には、さまざまなストレスがありますが、忙しい現代人は、山にこもったり座禅をする時間がなくても、日常生活のなかで、ストレスに向き合いながら、十分に修業ができます。

4 野菜、海藻類などの不足

野菜、海藻類など、地面に根を張っているものには、種類によってその成分に違いはあるものの、抗酸化作用を示すものが多いです。

なぜなら、地面に根を張っているものは、移動ができません。雨や風、寒さ、暑さなどさまざまなストレスを受けています。その環境に合わせて、雨を凌いだり、洋服を着ることもできずに堪えています。

彼らも生きていかなければならないため、寒さ、暑さなどのストレスから身を守るために、からだが酸化してしまわないよう抗酸化物質をつくっているのです。

漢方薬で使われる生薬も、それぞれが育つ場所によって、働きも異なります。葉っぱがたくさん末端まで付いているものは、末端にまで栄養を運ぶ力にすぐれた生薬に違いありません。

その場合は、手足が冷えやすいとか、末端の血液循環の悪い人用の漢方薬にその生薬が入ります。そのようにお薬としての薬効が出来上がるのです。薬食同源と言われます。彼らが身を守るためにつくっている、いろんな成分をありがたくいただくことが大切です。

5 毒素を出す入浴法

「出入口」という言葉があるとおり、栄養素を吸収し、エネルギーを生み出して、老廃物を排出する新陳代謝の営みは〝出すこと〟から改善を始めます。

お風呂に入ってのデトックスは運動や食事療法と違って、「のほほ～ん」としているだけで効果を期待できるのでとてもお勧めです。とくに毎日忙しく、ストレスを受けている現代人にはこの「のほほ～ん」の時間が必要です。

疲れている臓器は固くなってうっ血しています。肝臓がお疲れの人は、肝臓のあたりがうっ血して働きが悪くなっています。横隔膜のあたりが張ってしまうので、呼吸がしにくく、浅くなってしまいます。よって肝臓が疲れている人は、ゆっくり深呼吸するのが苦手という人も多いです。

お風呂に入って「はあー、いい湯だなあ」と、リラックスして呼吸するのがとてもよいのです。緊張しているからだをほぐして、肝臓の働きを助けることができます。お風呂に入っていると水圧が刺激となって、ため息も自然と出てきます。

お湯の温度も重要です。42度以上の熱いお湯だと、交感神経が高ぶってしまい、血圧の高い人や心臓の弱い人は苦しくなり、すぐお風呂から出たくなります。

また、心臓の弱い人が長く首まで浸かっていると、水圧で心臓が苦しくなることがあります。

そこで38度~40度くらいの少しぬるめでみぞおちの下あたりまで浸かる半身浴をすると、心臓にお湯がかからないので心臓への負担が軽くなります。肩にはタオルを当てるとよいでしょう。

人によって、熱がり、寒がりと違うので、10分～15分ほど「のほほ～ん」と気持ちよく入っていられるお風呂の温度が目安となります。少しぬるめだと、副交感神経の働きが優位になり、リラックス効果が高まります。「いい湯だなあ」と言っているうちに、緊張していた横隔膜もゆるんできます。

42度以上の熱いお湯だと、急に体表から汗が噴き出すことが多いのですが、ぬるめのお湯に浸かっていると、からだの中からじわーと毒素・老廃物が汗として出ます。温度によって、汗の質も違ってくるのです。

冬は風邪をひかないように、先に肩まで浸かりからだを温めてから半身浴をしたり、脱衣場も温めておくといった工夫が必要です。

第5章

自宅でできる！

2週間でコレステロール・中性脂肪が下がるエクササイズ

日常生活の動作で無理なく新陳代謝を改善

コレステロールはからだが酸化しないように全身をパトロールしています。からだが酸化してくるとコレステロールが身代わりとなってからだの酸化は防げるものの、コレステロール自体が酸化してしまい、分解されにくくなり、酸化型ＬＤＬコレステロールとなります。

コレステロールは悪者ではないのです。下げようとするのではなく、下がるようにする。コレステロールが出動しなければならない状態を防ぐことが大切です。

からだを動かさないと、新陳代謝が悪くなってしまいます。しかし、カロリー消費量を大きくするような運動を過酷におこなうとからだを酸化させてしまうので、激しすぎない運動が大事です。

これからご紹介するエクササイズは、ツボ押しで気血をよくし、からだの歪みを解消します。内層筋（インナーマッスル）を使いながら、からだの内側から表面の皮膚まで巡りがよくなる方法です。

トレーニングは回数ばかりを気にしがちです。1万歩歩かなければならないのではなく、1歩をどう歩くかが大切です。丁寧に一つひとつエクササイズをおこなって身につけてください。日常生活で無理なく、新陳代謝をよくする動きができるようになります。

exercise
1

からだの緊張をゆるめて巡りをよくするツボ押し

免疫力を高めるツボ 合谷《ごうこく》

背骨まわりをゆるめるツボ 後谿《こうけい》

肝臓に効くツボ 太衝《たいしょう》

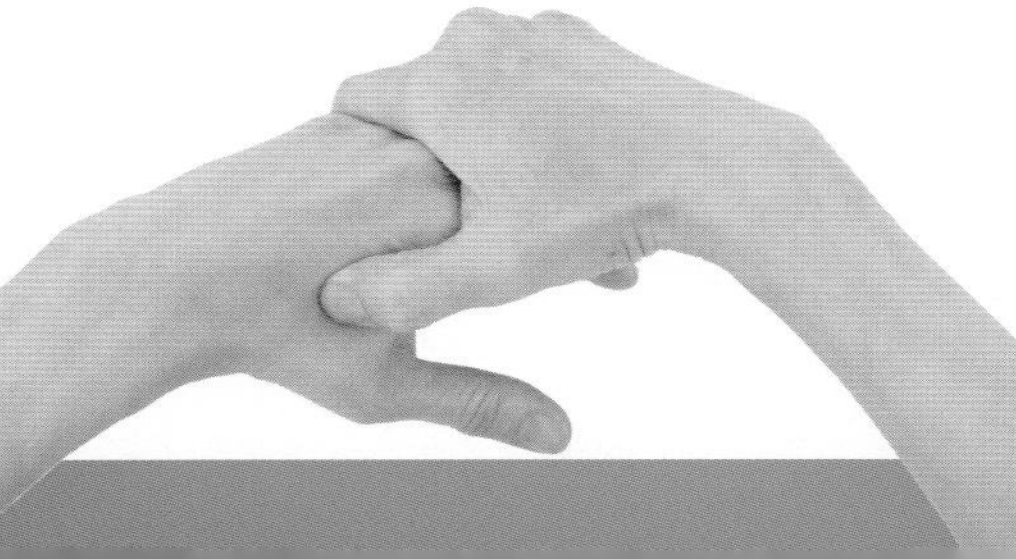

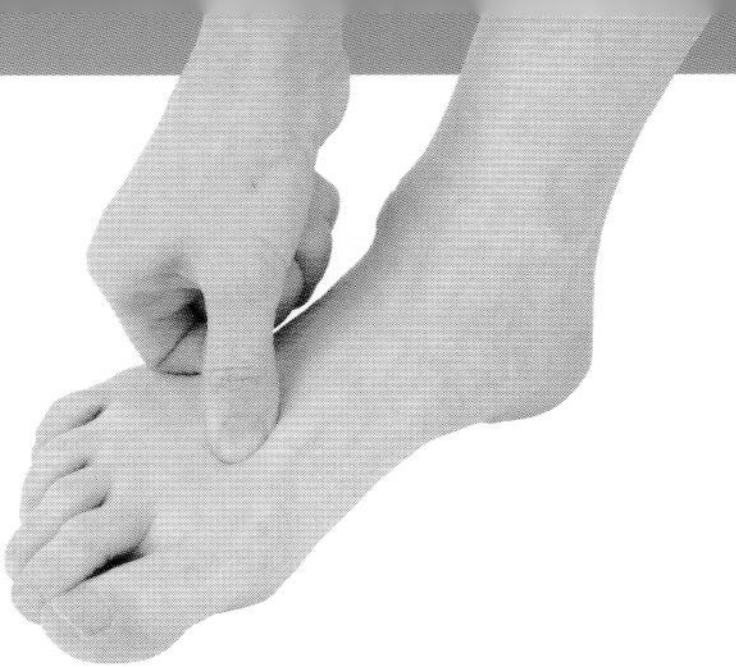

無意識でからだのもつ力を発揮できれば自然と新陳代謝はよくなります。東洋医学では、生命エネルギーの通り道を経絡《けいらく》と呼び、とくに皮膚の表面にあり、神経が集まっているポイントが「ツボ（経穴）」です。

ツボを刺激すると、血流促進や自律神経のコントロール、ホルモン分泌量の増加といった効果があり、からだ本来のもつ循環の力を発揮できるようになります。

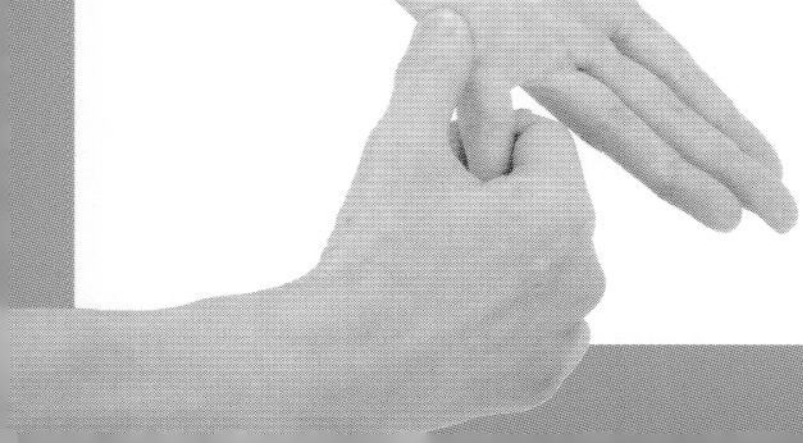

からだの緊張をゆるめて巡りをよくするツボ押し

免疫力を高めるツボ 合谷《ごうこく》

1 親指と人さし指の骨の分かれ目から、人さし指の骨のキワにある。

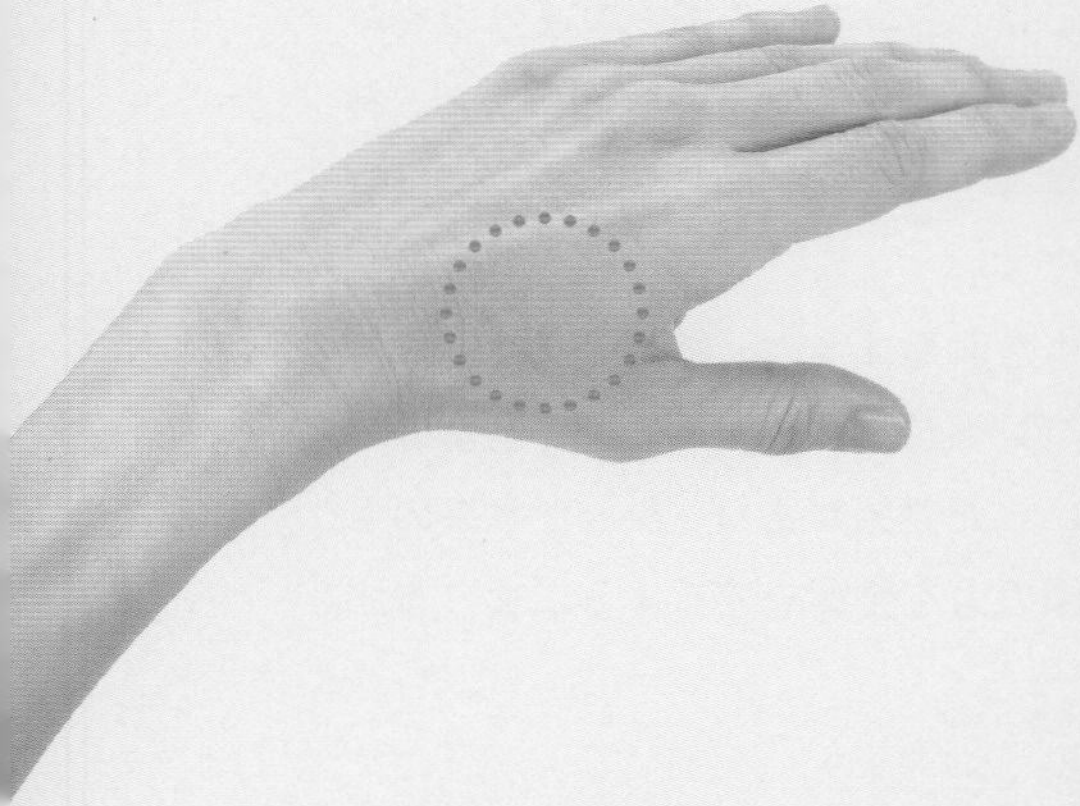

2 息を吐きながら、ゆっくりとやさしく刺激していく。

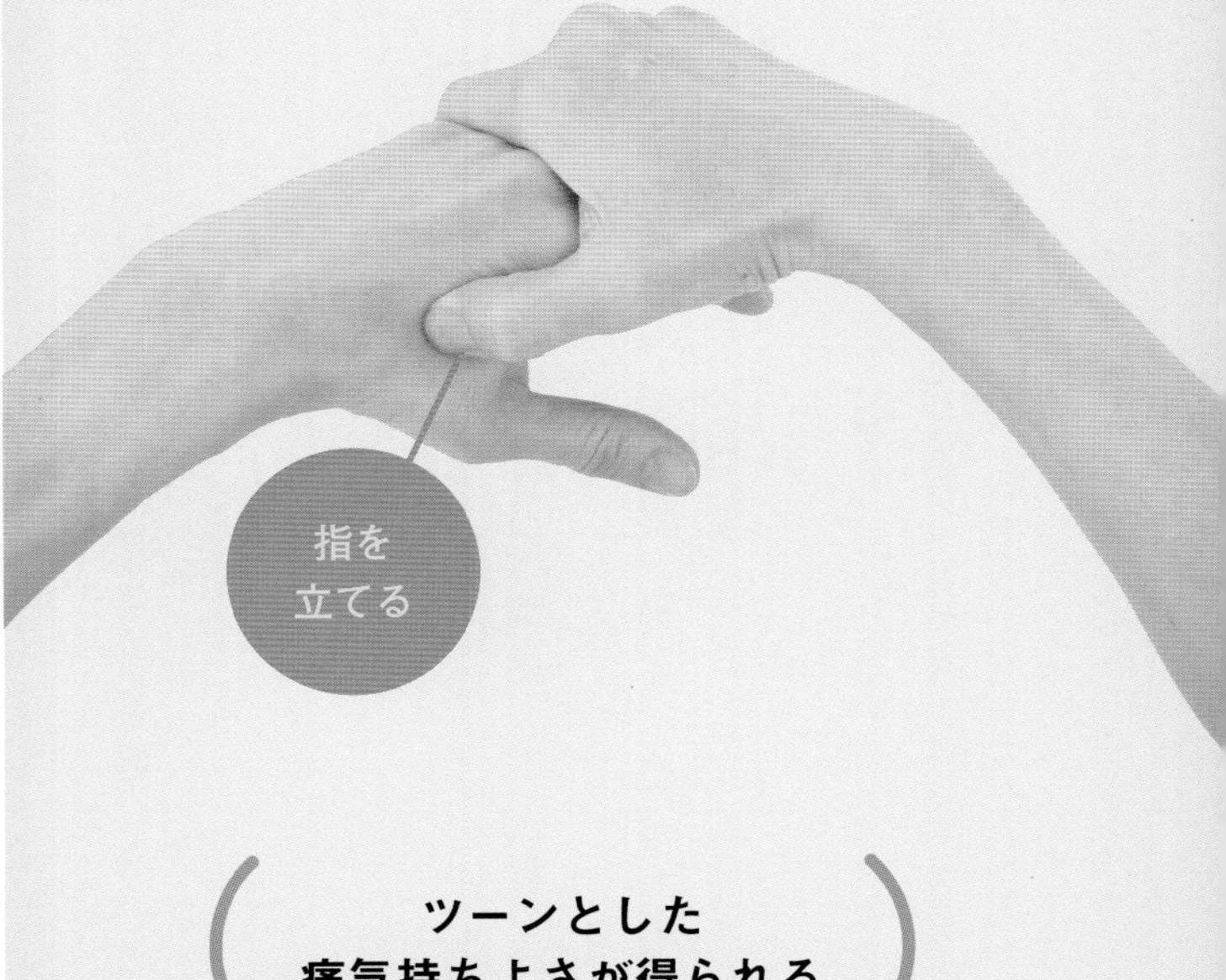

**ツーンとした
痛気持ちよさが得られる**

からだの緊張を
ゆるめて
巡りをよくする
ツボ押し

背骨まわりをゆるめるツボ

後谿《こうけい》

1 小指のつけ根の関節を
指でなぞり、
手首側の深くくぼんだ箇所。

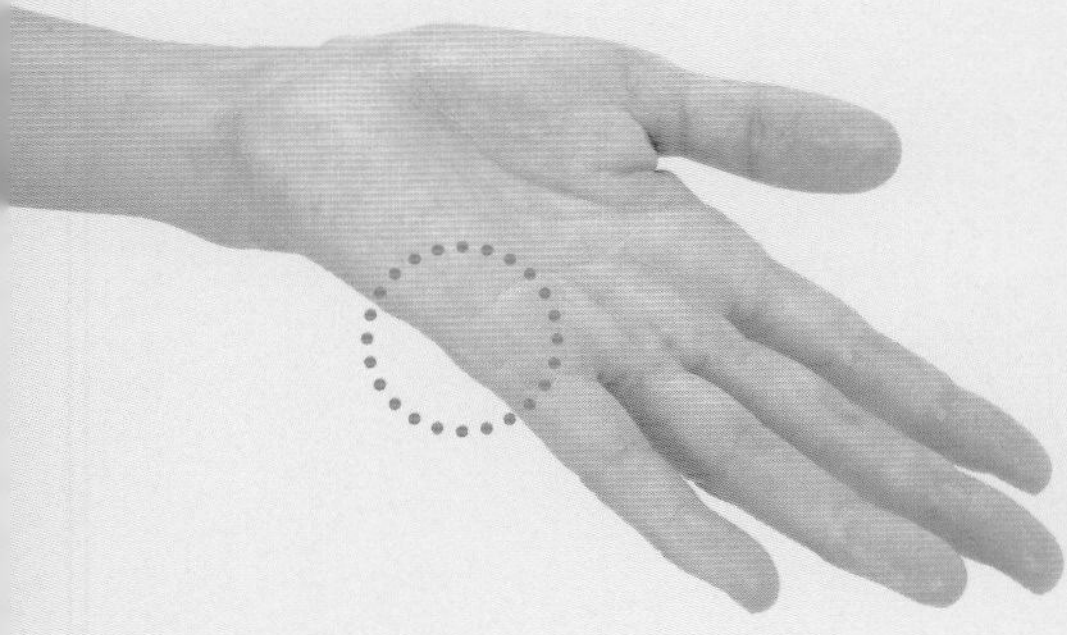

2 息を吐きながら、ゆっくりとやさしく刺激していく。

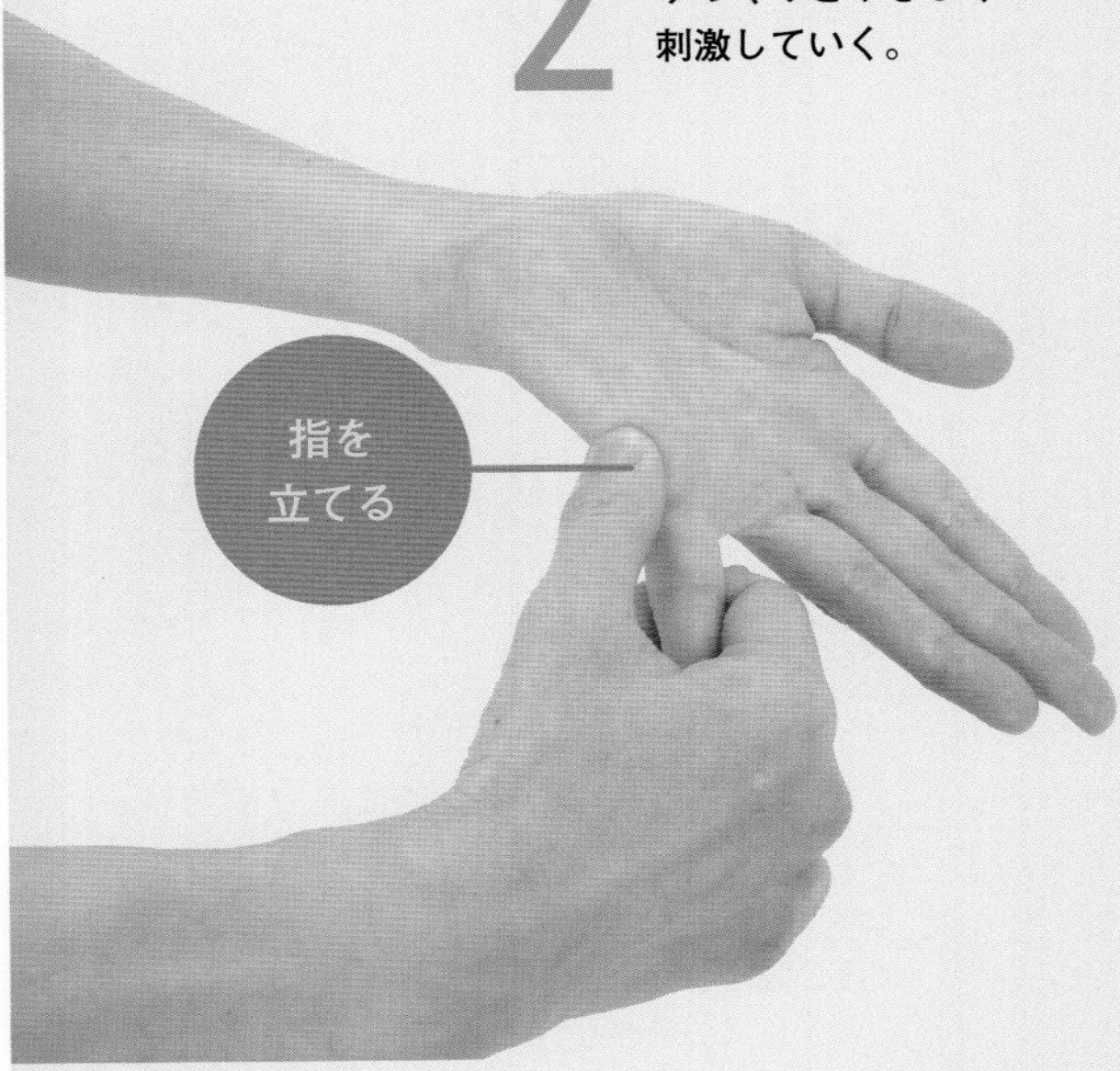

背骨のほうまで刺激が伝わるようイメージする

からだの緊張を
ゆるめて
巡りをよくする
ツボ押し

肝臓に効くツボ 太衝《たいしょう》

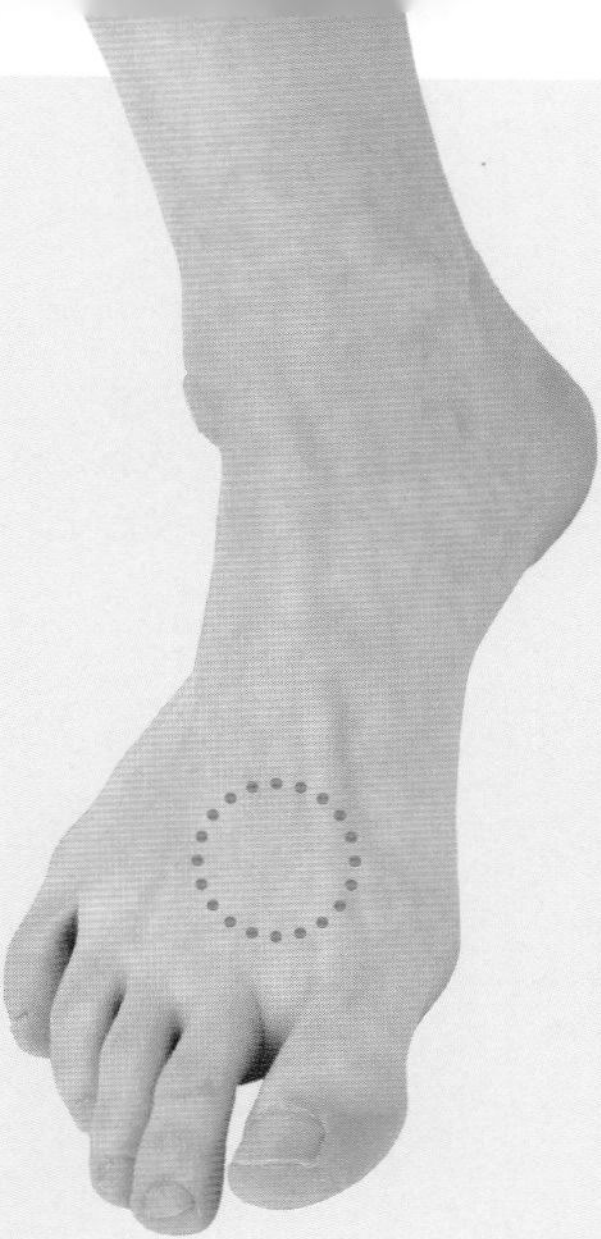

1 足の親指と
人さし指の骨が交差する
少しへこんだ部分。

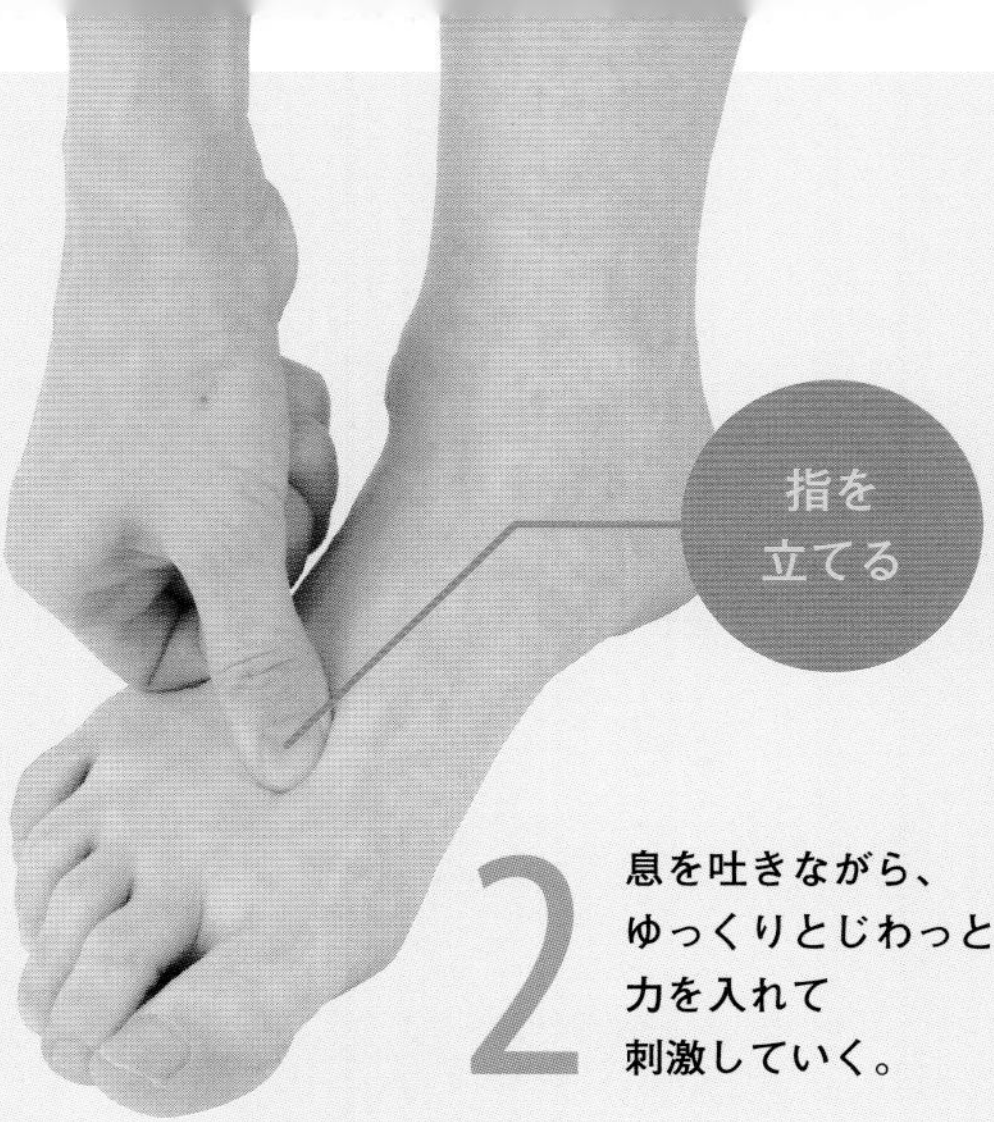

2 息を吐きながら、
ゆっくりとじわっと
力を入れて
刺激していく。

（ツーンとした
痛気持ちよさが得られる）

下駄を履くと
鼻緒で足の指を広げて
歩きながら太衝に
ほどよい刺激を与える

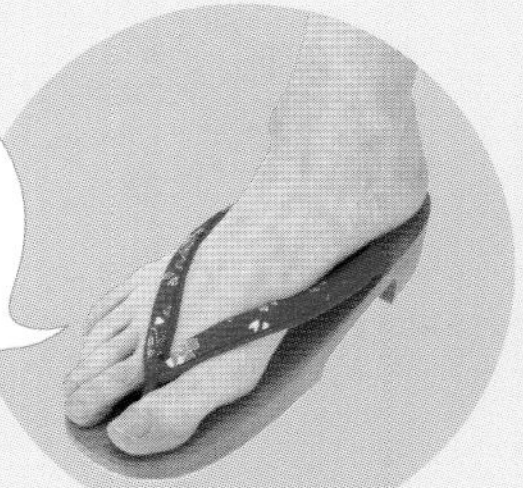

exercise

2

日常生活で使える からだの歪み 解消エクササイズ

胸さすり

耳ひっぱり

うなーじー®

武道ウォーク

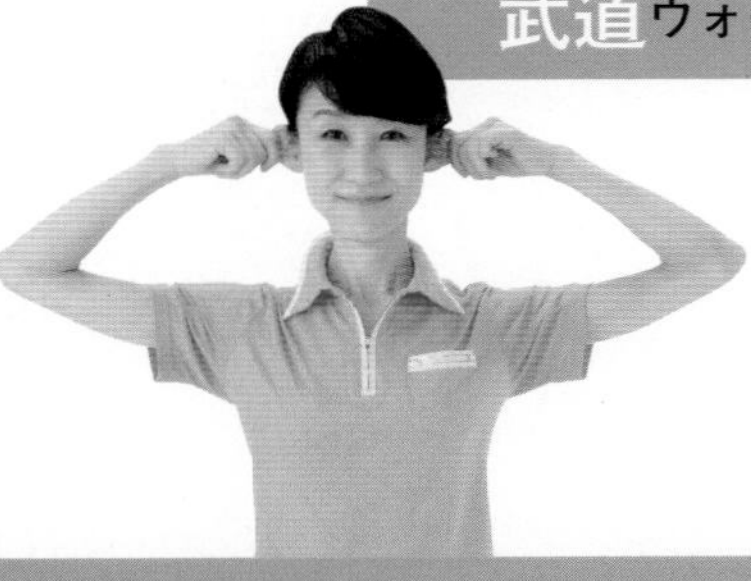

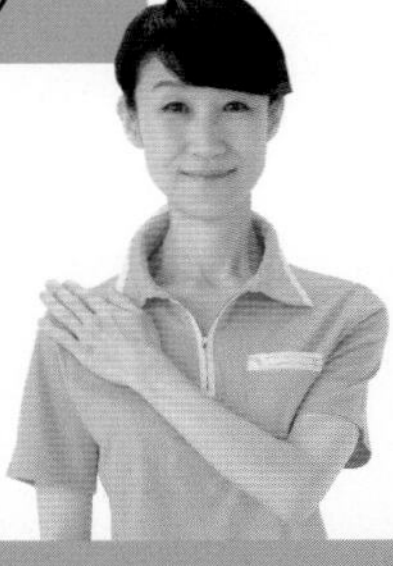

からだが歪んでいると、巡りが悪くなります。背筋のピンと伸びたかっこいい姿勢が歪みもなく健康にもいいのです。その確認として、うなじを伸ばしましょう。うなじの伸びたよい姿勢を「うなーじー」と呼んでいます。姿勢がよくなる人は行動が軽くなります。腹囲も小さくなります。普段からおなかスッキリの動きを取り入れるとリバウンドしません。

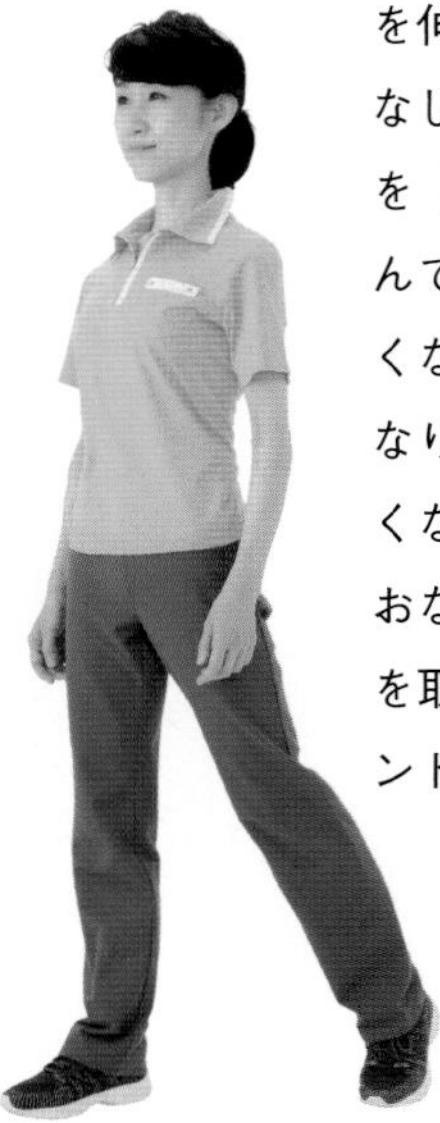

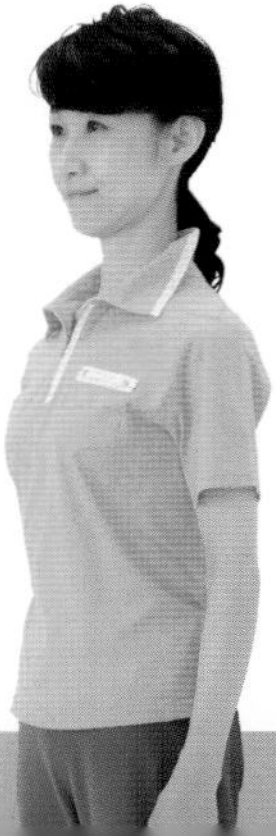

胸さすり

1

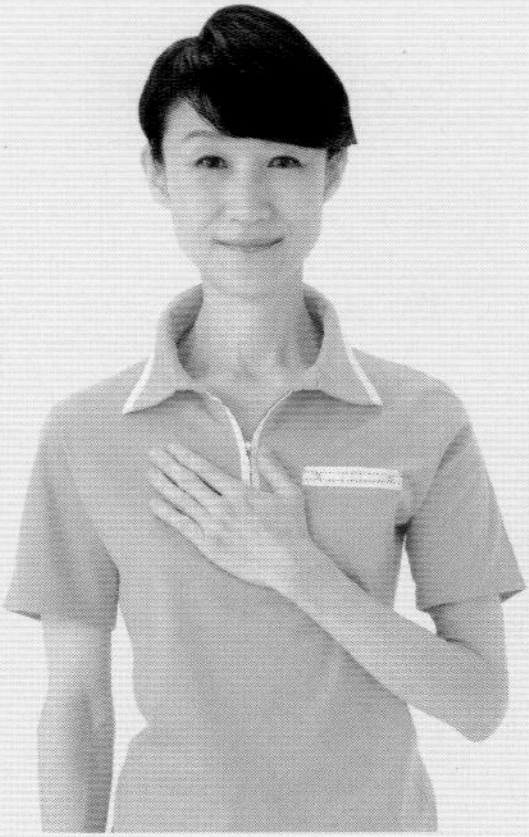

背筋を伸ばして、
鎖骨の下に指先
が触れるように
手を当てる。

2

胸まわりの筋肉を
ほぐすように軽く
さする。反対側も
同様におこなう。
腕のつけ根に向か
ってさする。

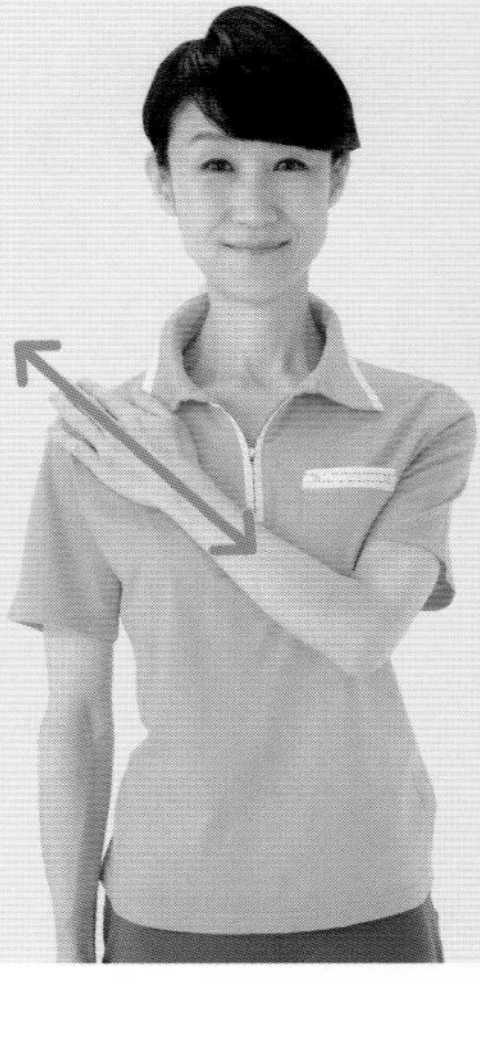

10回
2セット

日常生活で
使える
身体の歪み解消
エクササイズ

耳ひっぱり

1

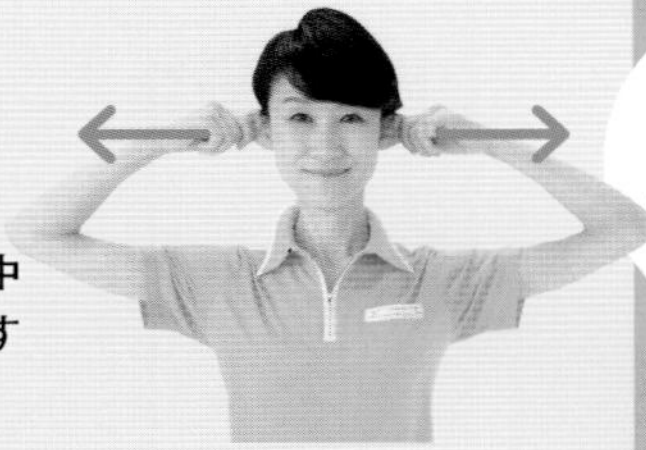

両手で耳の真ん中をつまみ、真っすぐ横に引っ張る。

2

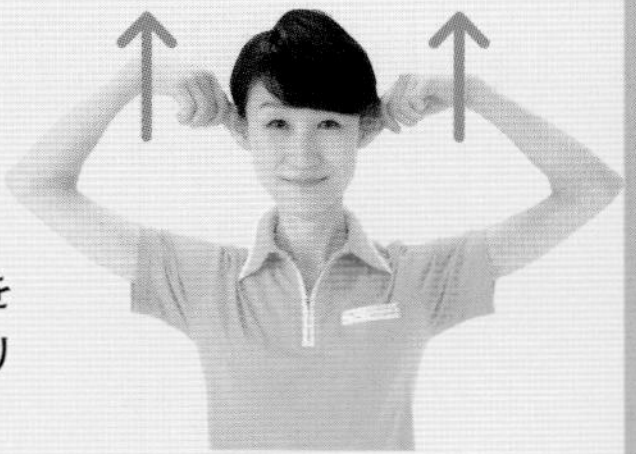

両手で耳の上部をつまみ、ゆっくりと上に引っ張る。

3

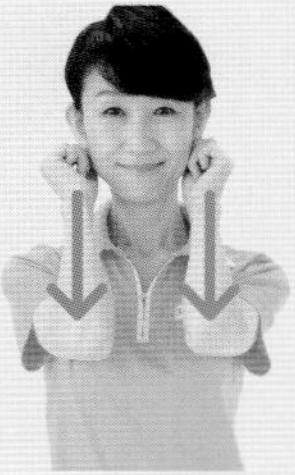

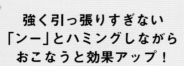

両手で耳たぶをつまみ、ゆっくりと下に引っ張る。

各30回
2セット

強く引っ張りすぎない
「ンー」とハミングしながらおこなうと効果アップ！

うなーじー®

1

上から引っ張られているような感覚で、うなじが伸びるように後頭部、肩、お尻すべてを壁につける。

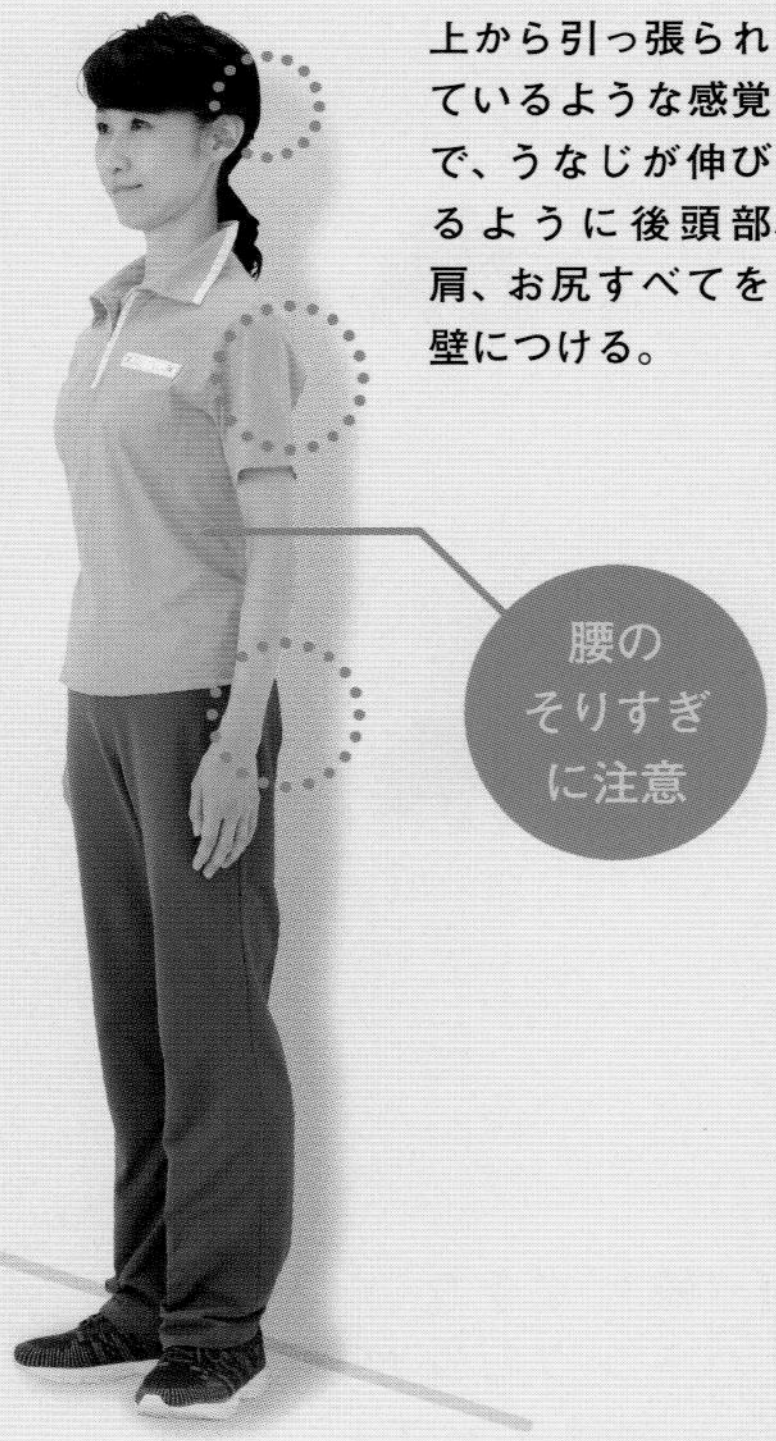

NG

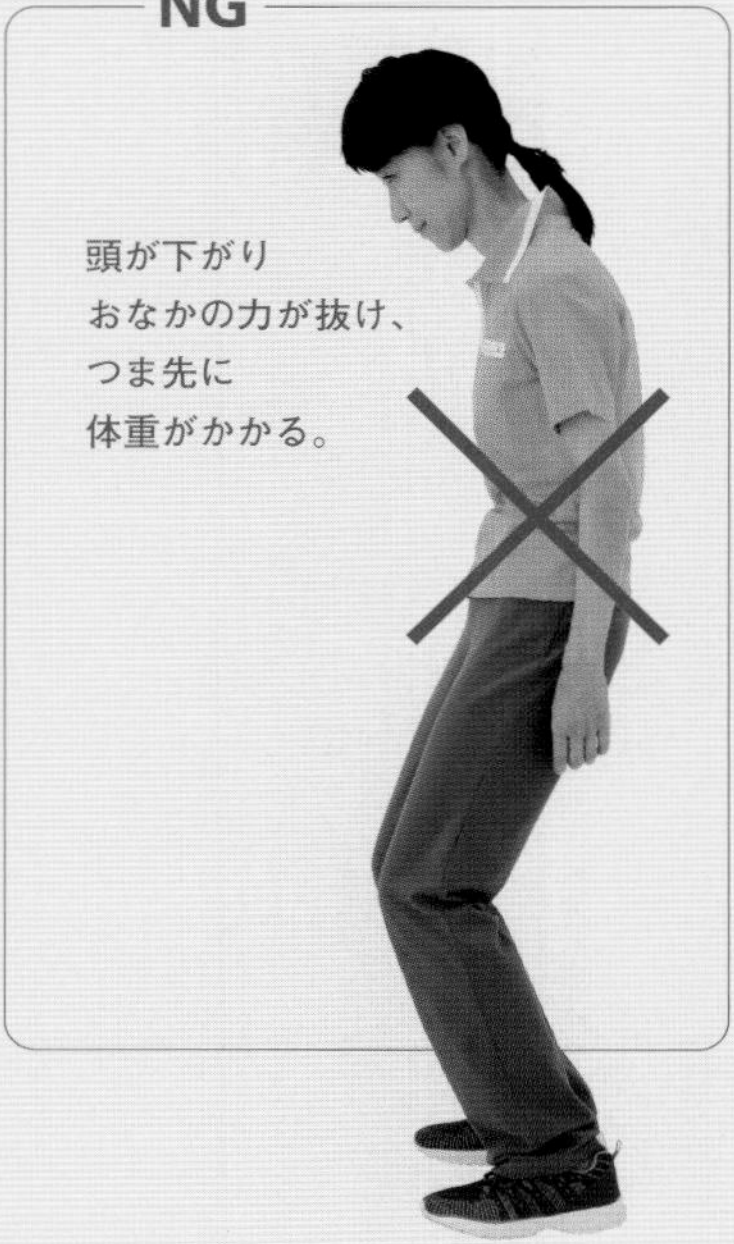

頭が下がり
おなかの力が抜け、
つま先に
体重がかかる。

**トイレに立ったときなど
気がついたときに
壁を使っておこなう**

武道ウォーク

1

おなかに力を入れて、
うなーじーの姿勢を取る。

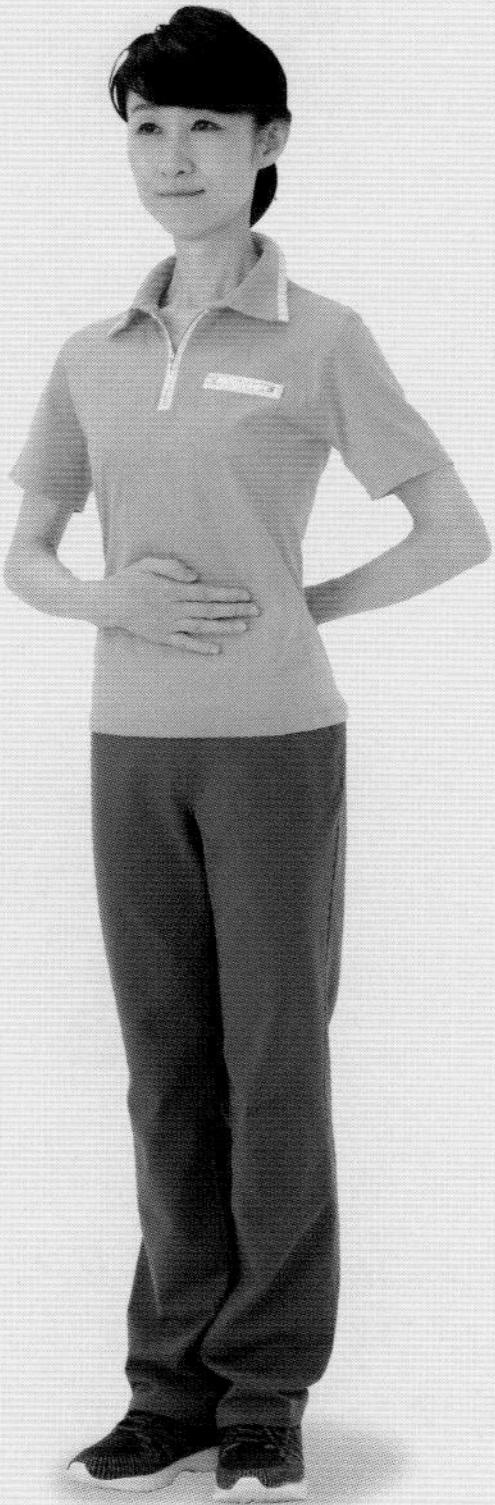

2

腰を前に出すようにして、
自然と腰から歩く感じで前へ。
手の力を抜き、腰の動きに
手がついていく意識で歩く。
大股になりすぎないように。

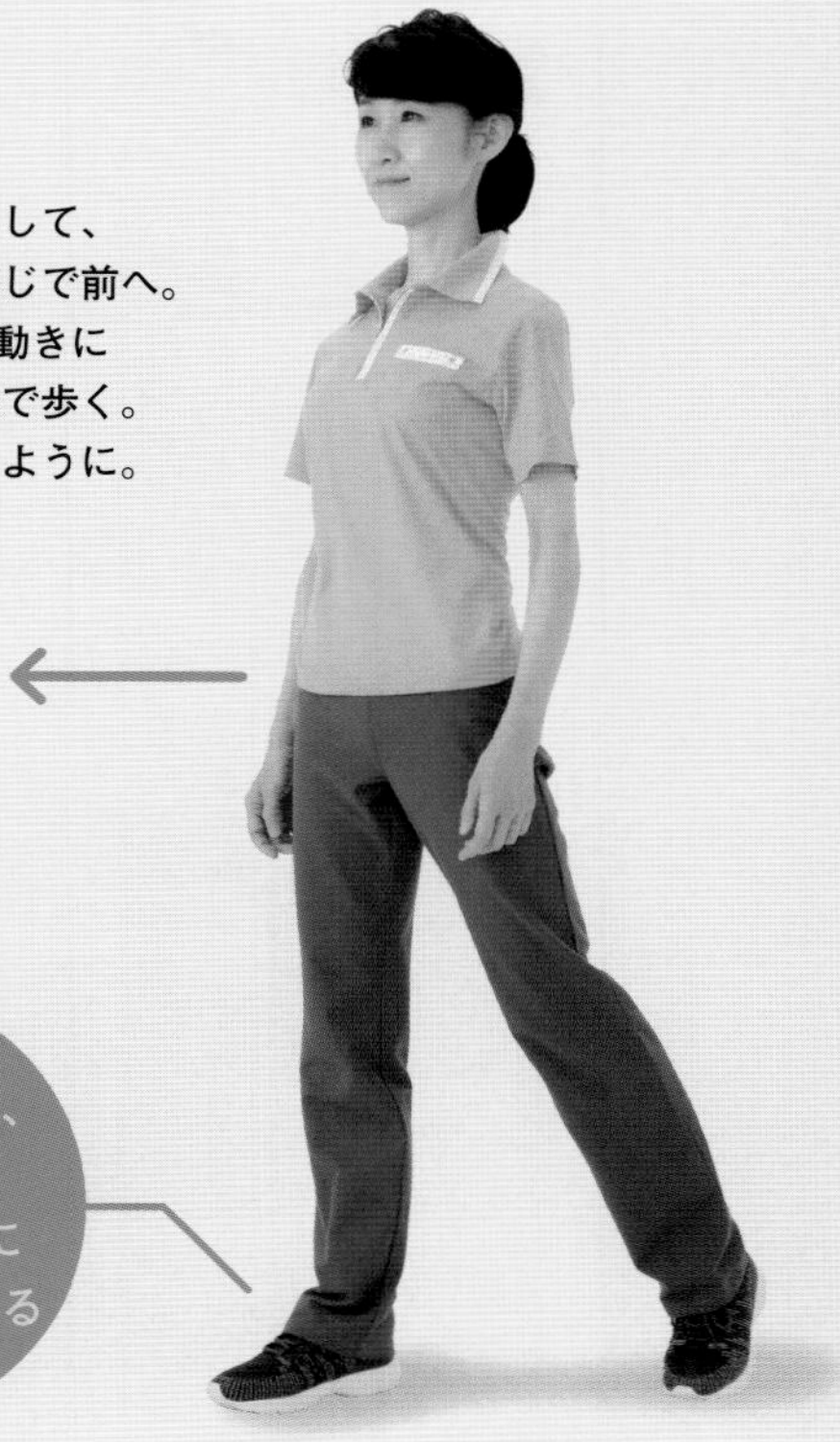

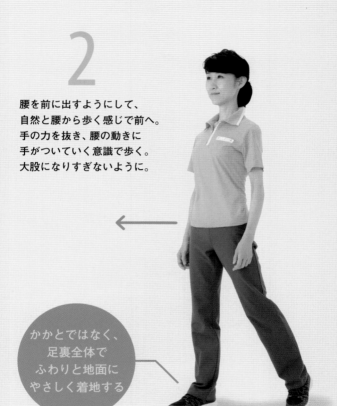

かかとではなく、
足裏全体で
ふわりと地面に
やさしく着地する

exercise

3

薬に頼らず
コレステロールを
下げる
エクササイズ

脇伸ばし

壁スクワット

椅子ウォーキング

床ウォーキング

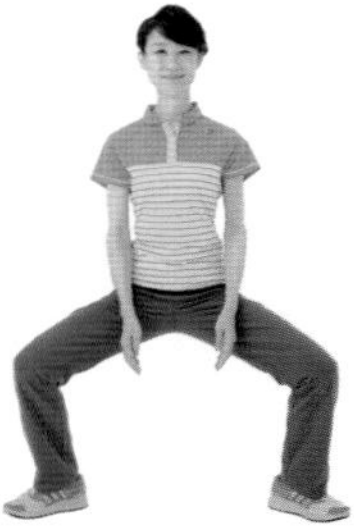

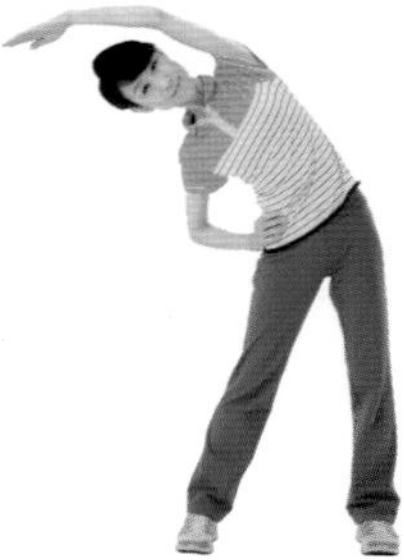

水汲み、薪割りが当たり前だった時代、昔の人はいかに疲れを溜めず、痛めない動きができるかを考えていました。それが内層筋を使った動きです。どの動きもゆっくりスムーズに、疲れたときは回数を減らすなど体調に合わせて調整しておこないましょう。丁寧に内層筋を使っているかがポイントです。

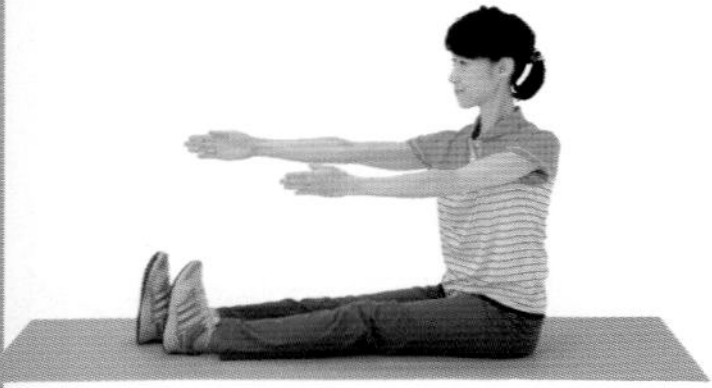

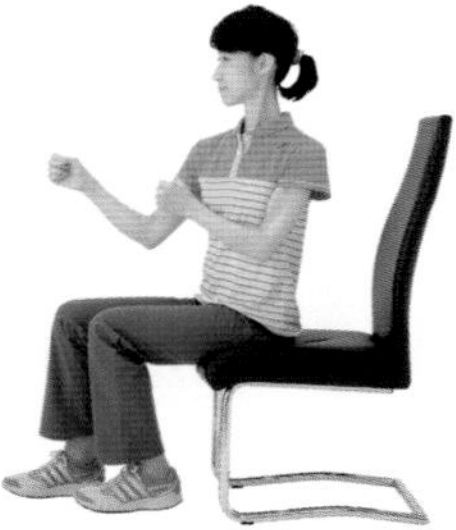

脇伸ばし

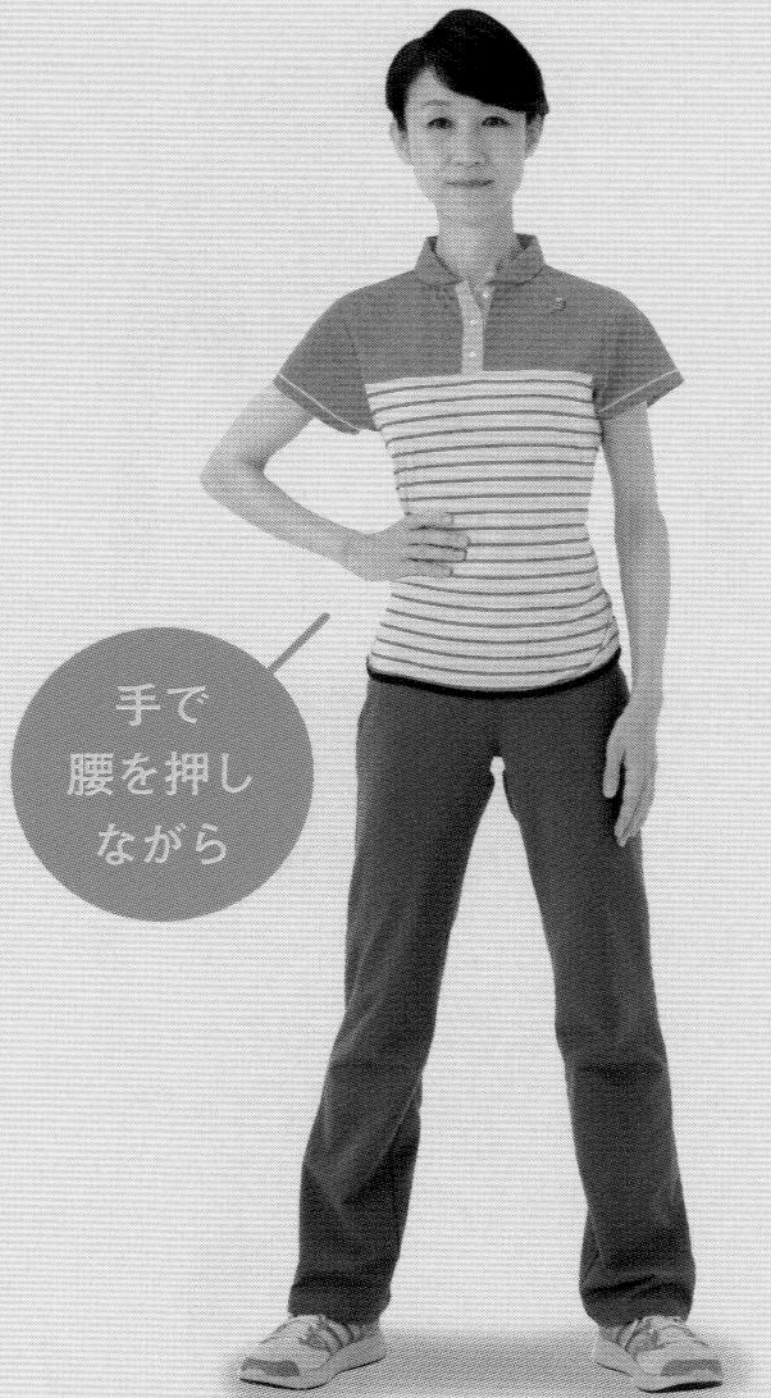

1 腰に手を当てて、
肩幅に足を開く。

3回
2セット

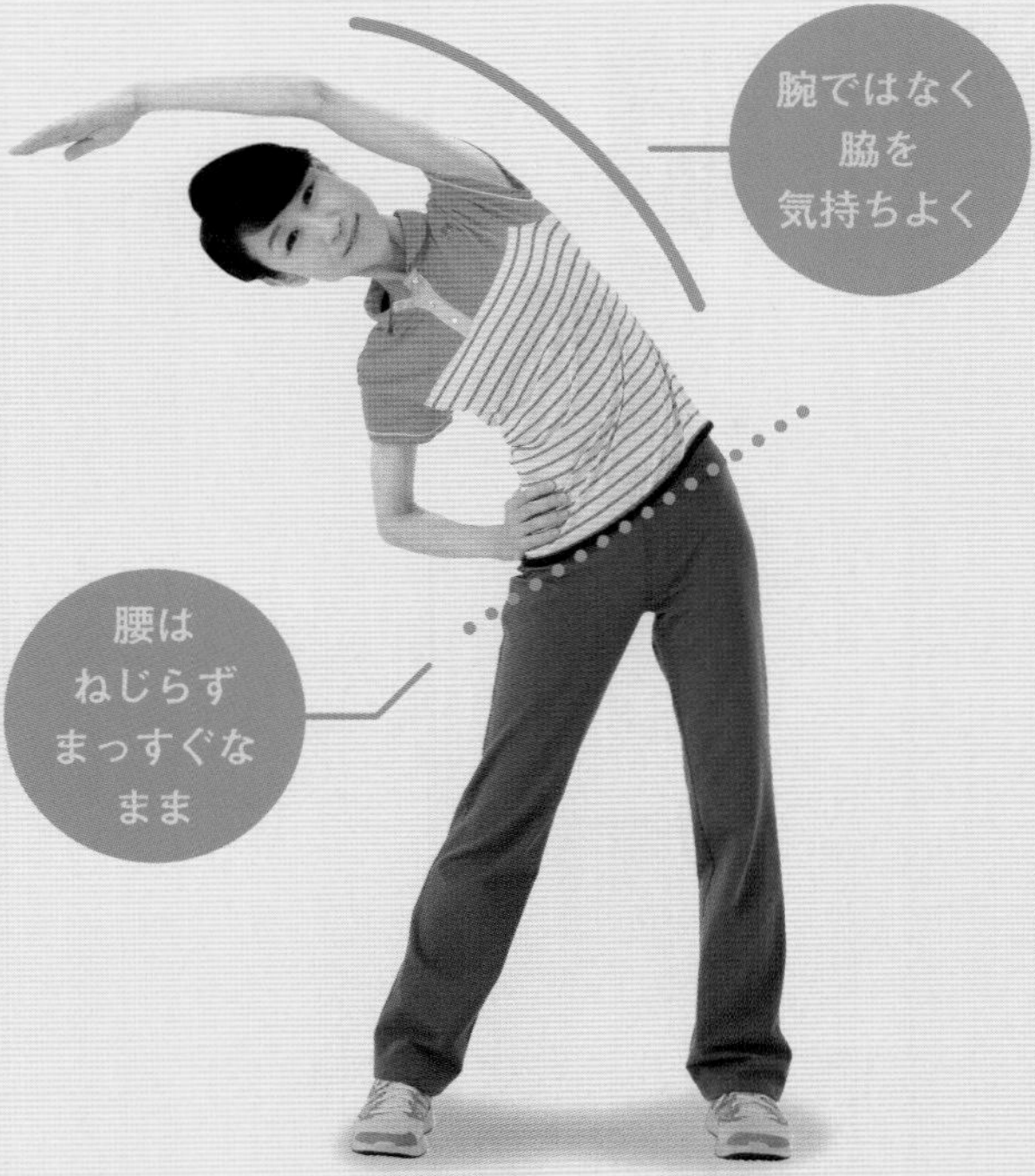

腕ではなく
脇を
気持ちよく
腰は
ねじらず
まっすぐな
まま

2 片手を上げて、足・腰・腕と連動して
息を吐きながら上体を横に倒す。
反対側も同様におこなう。

薬に頼らず
コレステロールを
下げる
エクササイズ

壁スクワット

1 股割りのように
足を肩幅より広めに開く。
手は力を抜いて前に。

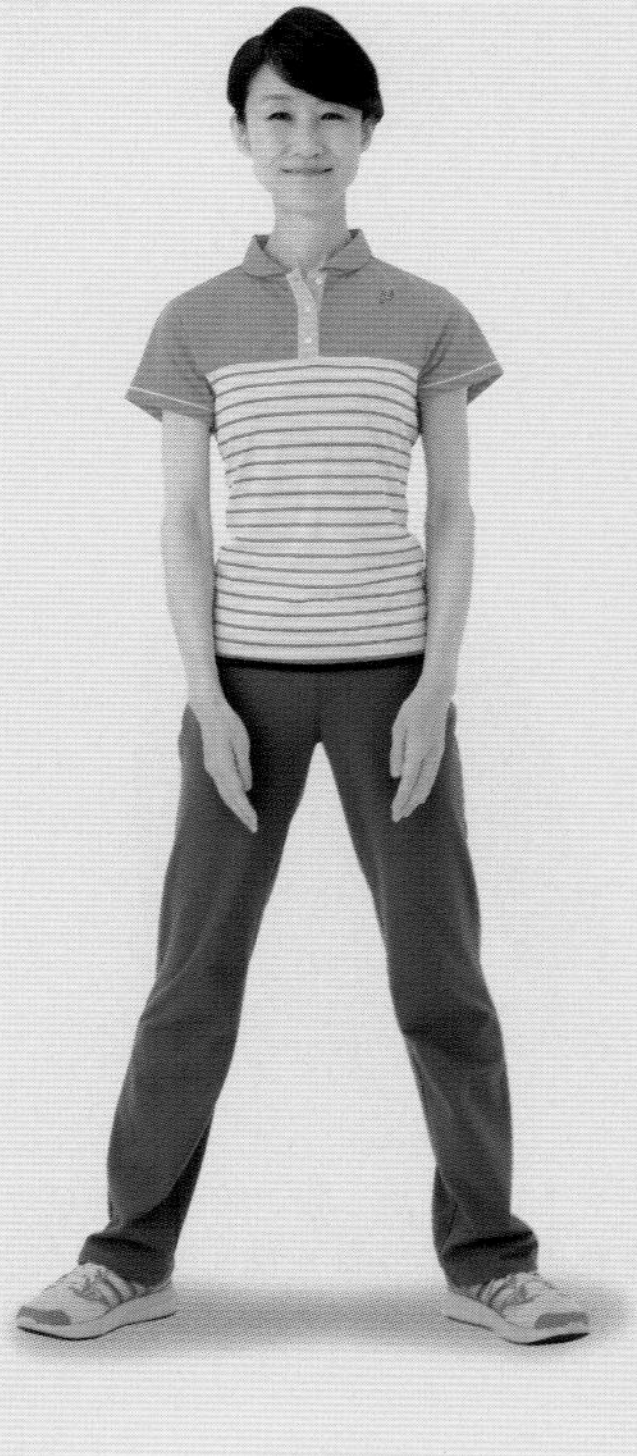

3回
2セット

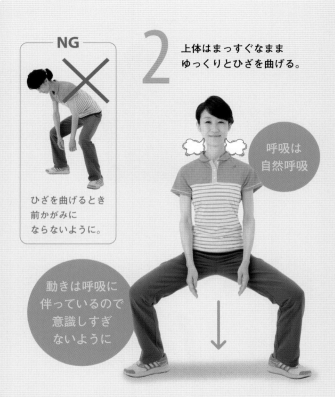

2 上体はまっすぐなまま ゆっくりとひざを曲げる。

NG

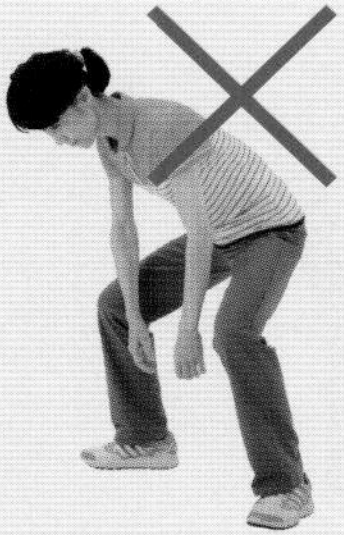

ひざを曲げるとき
前かがみに
ならないように。

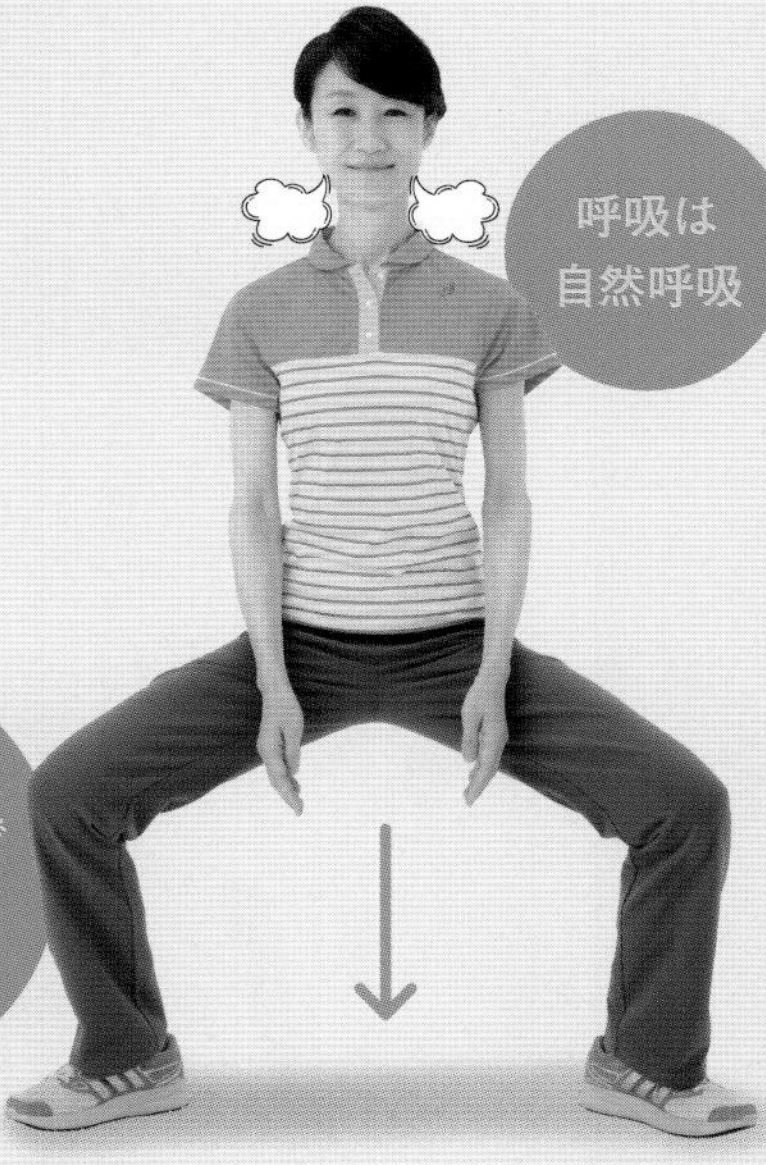

呼吸は
自然呼吸

動きは呼吸に
伴っているので
意識しすぎ
ないように

壁の前で、壁から
離れないようにおこなうと効果的！

椅子ウォーキング

1

上体をまっすぐにし、
椅子にできるだけ
深く座る。

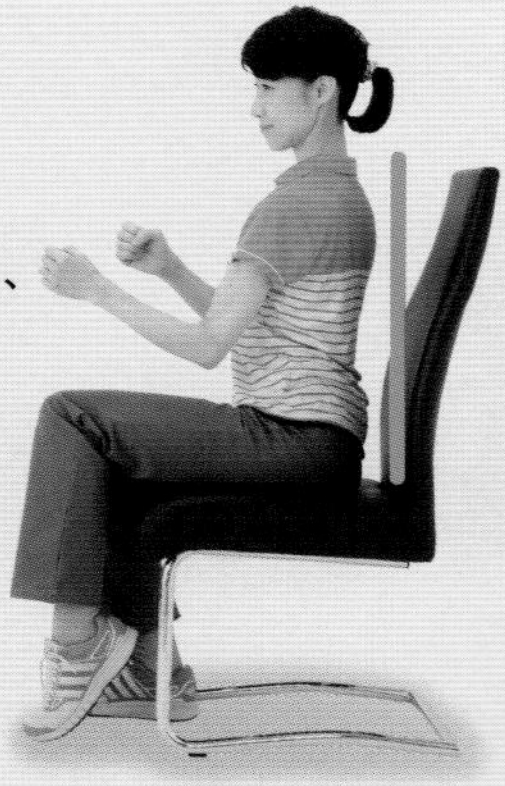

2

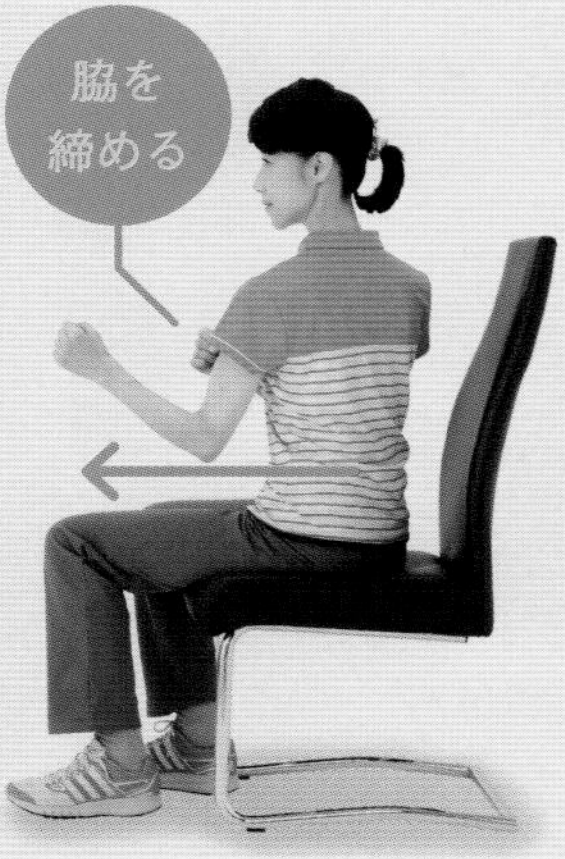

片側のお尻を交互に上げながら、椅子の上を歩く。同じ側の手足が同時に前に出るように。

各30回
2セット

3 進めるところまで進んだら、同じように腰から動かして戻る。

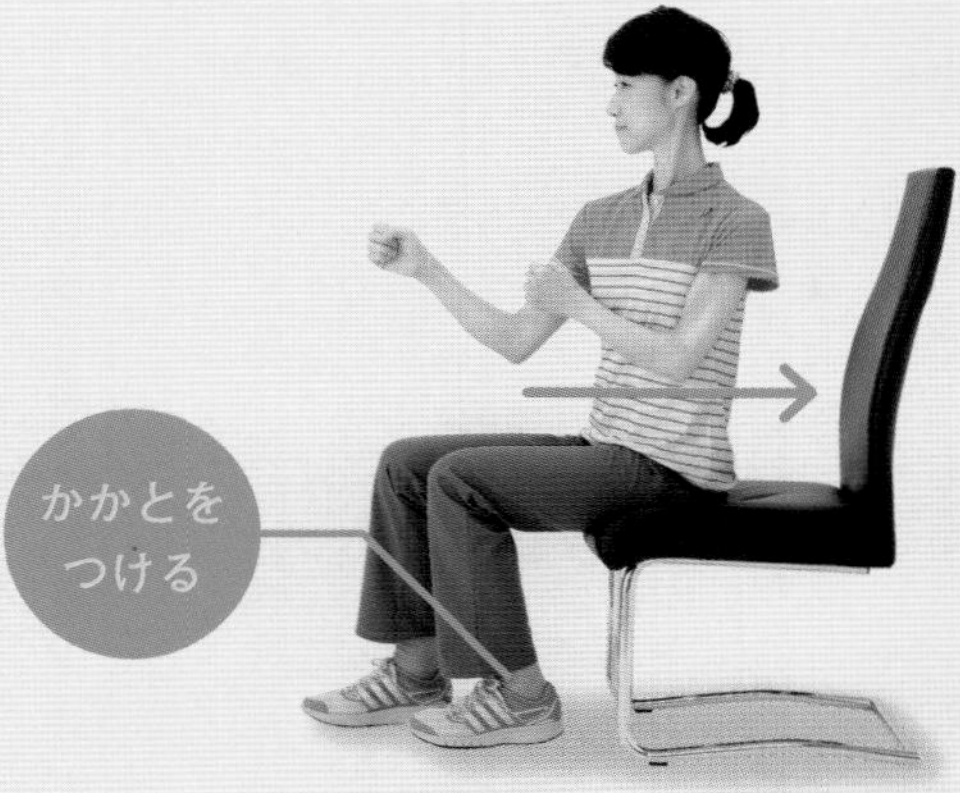

NG

脇が開いたり、
左右に大きくブレたり
前かがみに
ならないように。

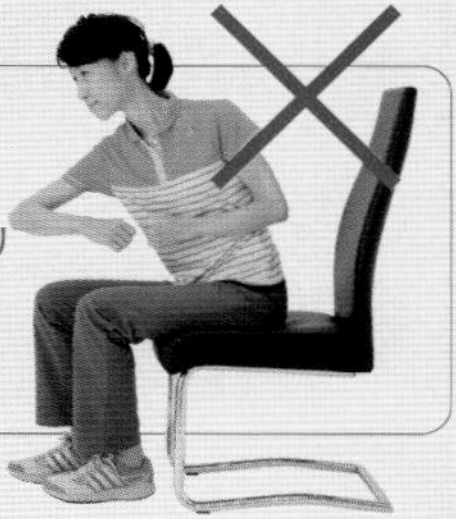

床ウォーキング

各30回
2セット

1

手をまっすぐ前に伸ばして、
床に座る。

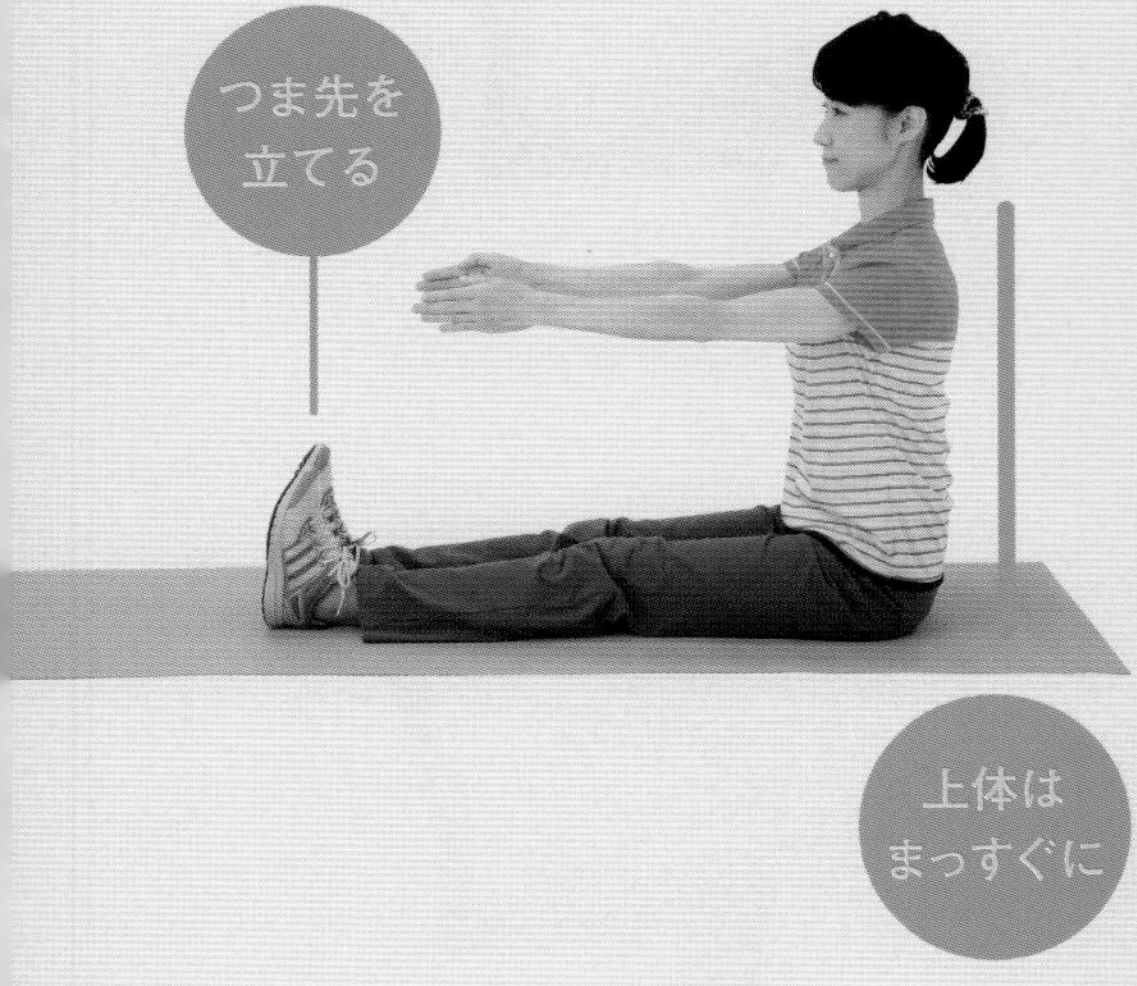

2

お尻に力を入れ、
片側のお尻を交互に
もち上げながら歩く。
同じ側の手足が
同時に前に出るように。

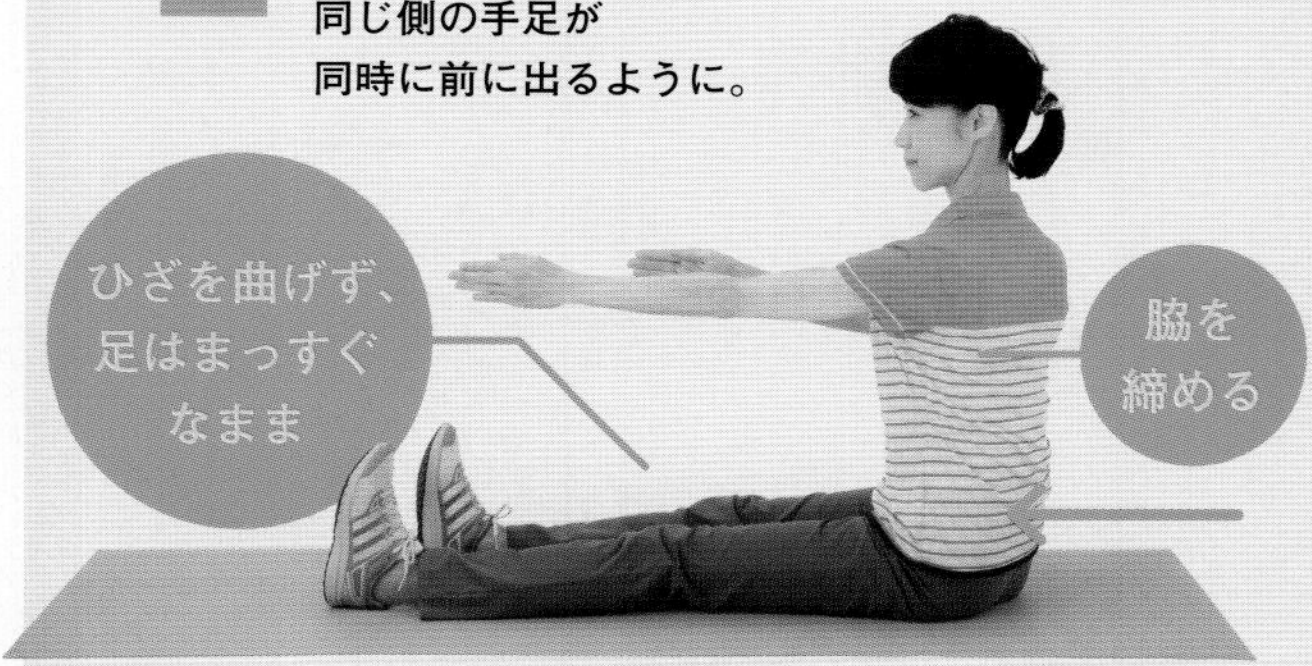
ひざを曲げず、
足はまっすぐ
なまま
脇を
締める

3

４歩～５歩で１の位置に戻り、
反対側も同様におこなう。

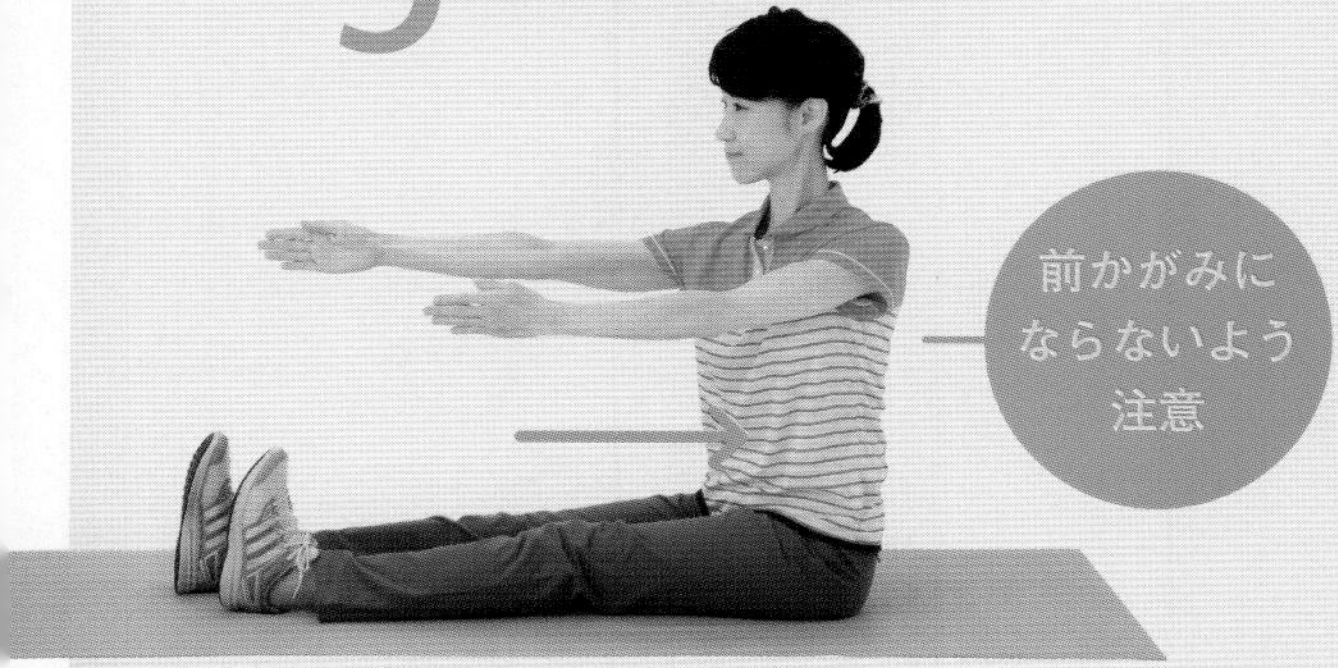
前かがみに
ならないよう
注意

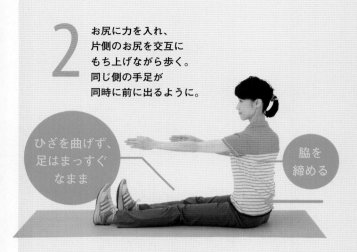

exercise

4

背中・肩のこわばりをとるストレッチ

脇伸ばしストレッチ

肩甲骨伸ばしストレッチ

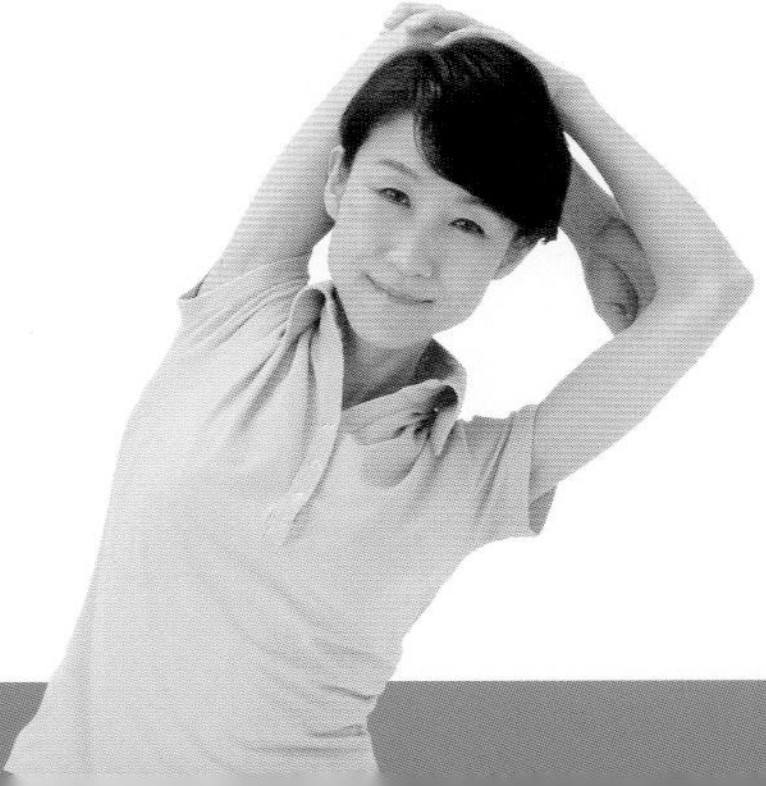

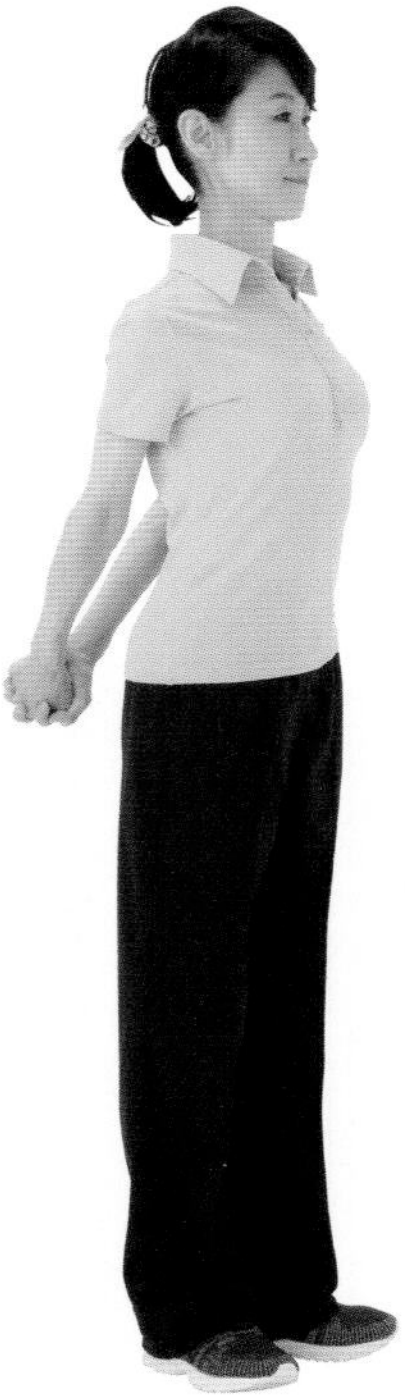

ストレスが多い人は肝臓に血液がうっ滞して、血液循環が悪くなっています。肝臓はコレステロールをつくる大切な臓器ですが、横隔膜の下に隠れるように位置しています。肝臓の疲れている人は、横隔膜の動きも悪いのです。ストレッチにより、無理なく横隔膜に動きを出しましょう。

背中・肩の
こわばりをとる
ストレッチ

脇伸ばしストレッチ

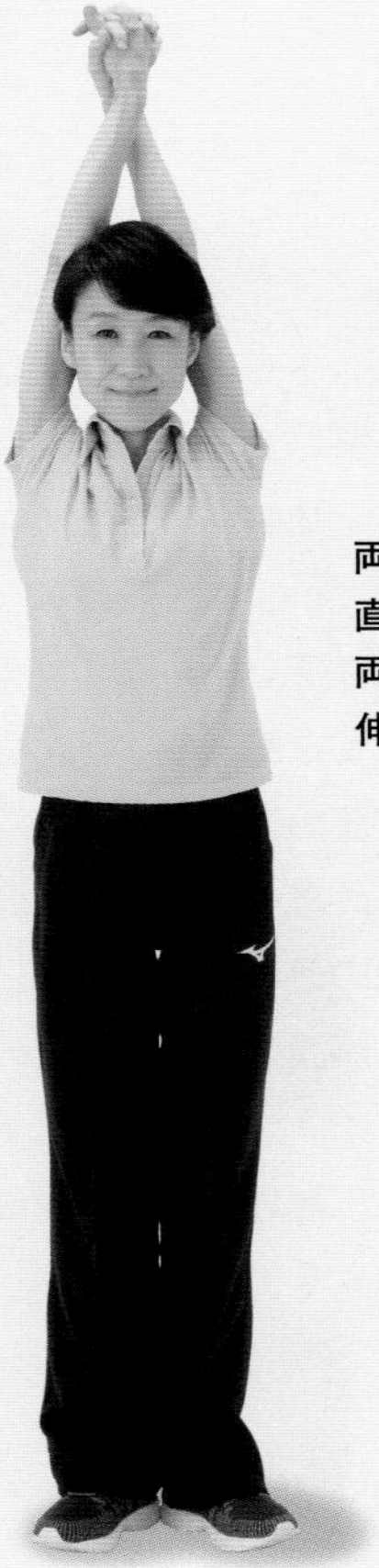

1

両足を閉じて
直立し、
両手を上に上げて
伸びる。

3回
2セット

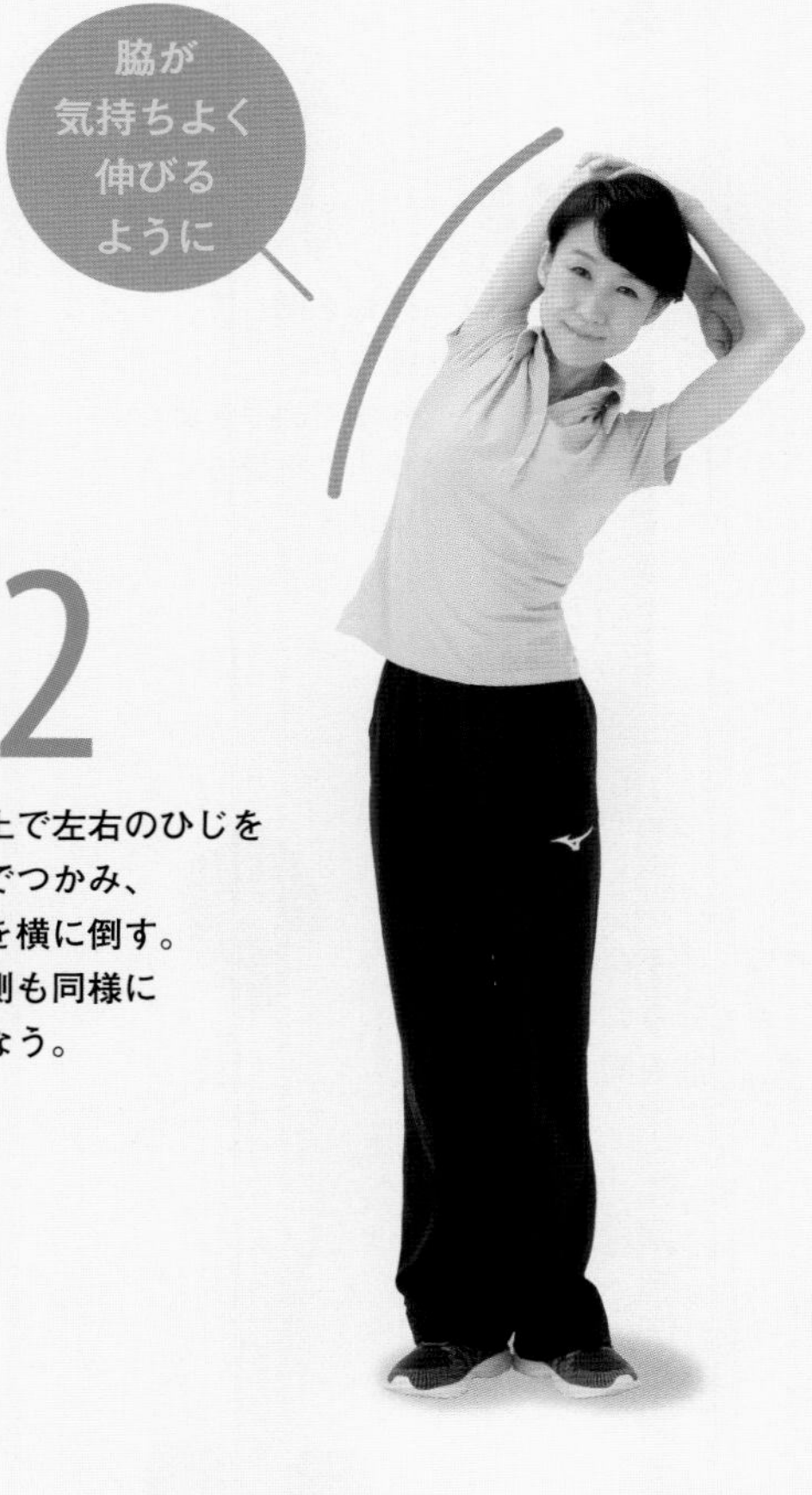

2

頭の上で左右のひじを
両手でつかみ、
上体を横に倒す。
反対側も同様に
おこなう。

背中・肩の
こわばりをとる
ストレッチ

肩甲骨伸ばしストレッチ

3回
2セット

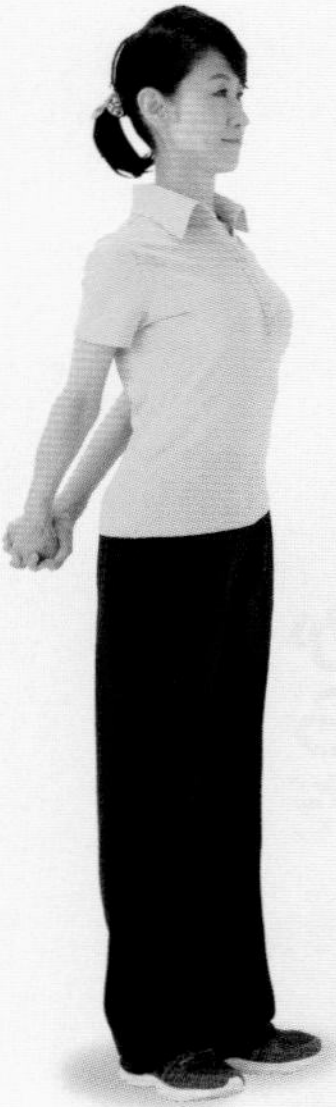

1
両足を閉じて
直立し、
背中で両手を組む。
後ろに気持ちよく
伸ばす。

2
両手が下に引っ
張られるように、
胸を開く。

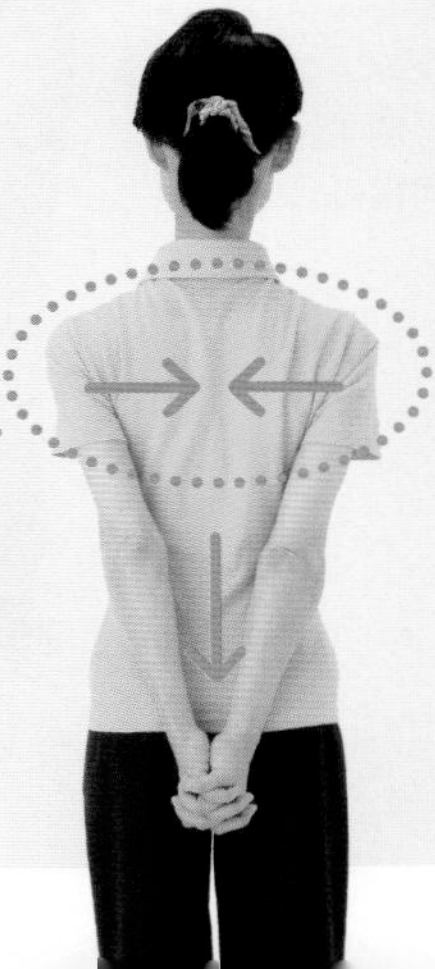

肩甲骨同士を
ひきよせる
ように

第6章

からだを酸化《さび》・糖化《こげ》させない食事術

からだの酸化と糖化を防止する食品

「コレステロール値が高いので、動脈硬化が心配だ」
「中性脂肪の値が少しずつ上がってきたし、薬を飲まなければならないのだろうか」

こんな心配をされていませんか？　「困った、困った」と不安を抱えるとストレスが増えて、からだを酸化させる原因になります。安心してください。からだの酸化と糖化を止める最良の方法は身近なところにあります。鍵は毎日の食事です。

野菜や海藻類を食べたほうがいいというのは、皆さんご存知です。そのすごい抗酸化作用、抗コレステロール作用をどのくらい理解しているでしょうか？

第４章でお伝えしたように野菜や海藻類は、地面に根を張っていて、自分で移動することができません。人間がもしその場から動けなければ、どれだけのストレスになるでしょうか……。野菜・海藻はそのような状態で、ビタミンやミネラル類、ポリフェノール類、サポニン類など、さまざまな栄養素を自分でつくって、自然の過酷な変化から身を守っています。

野菜・海藻が育つ場所によって栄養素が違うのは、湿度のあるところなのか、暑いところなのか、寒いところなのかなど、環境に応じて身を守るために必要な成分が異なってくるからです。漢方薬の中の生薬を見ると、それぞれの環境に合わせて、葉っぱの形、背の高さ、根の状態などに特徴が出ています。

植物がつくるような栄養成分は、ビタミン剤、ミネラル剤などのサプリメントとして市販されています。研究は進んでいるものの、植物とすべて同じように再現しているわけではありません。解明されていない成分もたくさんあります。サプリメントを飲んでいれば、栄養は十分に足りているとは言えません。補助食品と位置付けるのがよいでしょう。

野菜や海藻類に含まれる食物繊維が、有害物質を吸着・排出したり、血糖値の上昇をゆるやかにします。たとえば、わかめや昆布のぬるぬる成分であるフコダインやアルギン酸はコレステロール値を下げて、動脈硬化を予防します。

植物類、とくに緑黄色野菜は酸化防止の力が強いです。抗酸化としてビタミンA、ビタミンC、ビタミンEが有名で、3つを合わせてビタミンACE（エース）と言います。

ビタミンACEを多く含む食品はかぼちゃ、小松菜、人参、ほうれん草、ピーマンなどの緑黄色野菜とナッツやアーモンドなどの種実類、レバー、鶏卵、牛乳、あんこうの肝、ウナギ、イカなどの動物性食品があります。

また、ブロッコリー、トマトにはαリポ酸という、糖化反応を抑制する栄養素が入っています。

難しいことではなく、緑黄色野菜、海藻類をしっかり摂る、ご飯やおかずの前に食べるだけで抗酸化・抗糖化の食事になります。

お昼を外食するなら丼物ではなく小鉢もつけた肉野菜炒め定食に変え

る、お味噌汁を野菜たっぷりの豚汁に変えるといった小さな工夫の積み重ねです。

地方へ講演に行くと、ホテルの朝食バイキングで、ハム、ウインナーソーセージ、カレーだけという、びっくりするような盛付けをされている方がいらっしゃいます。野菜や魚など多くの食材が目の前に揃っているのに、まったく手をつけていないのです。日ごろから食べたいものだけを食べられているのでしょうが、毎食がからだをつくっていると考えて少量でも野菜を意識して食べようと思わなければ、食生活はずっと変わりません。

食事について私たちは知っていることも多いものですが、実践できているかどうかが大きな分かれ目となります。

[ビタミンACEの多い食品]

抗酸化ビタミン	働き	多く含む食材
ビタミンA（カロテン）	皮膚や粘膜を正常化。	人参、モロヘイヤ、かぼちゃ、ほうれん草、春菊、大根の葉など 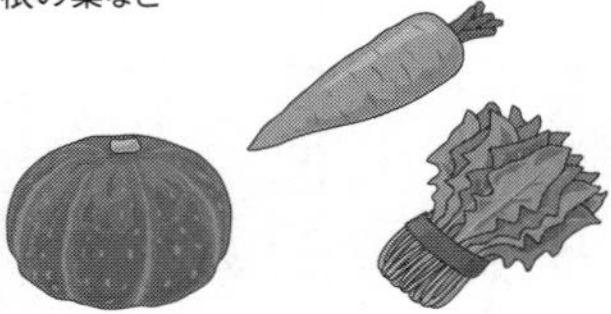
ビタミンC	コラーゲンの生成に欠かせない。肌の老化を防止。	ピーマン、ブロッコリー、カリフラワー、かぶの葉、ゴーヤ、じゃがいも、果物など 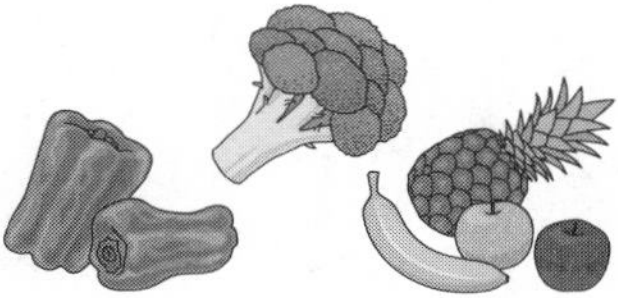
ビタミンE	細胞膜を酸化から守る働き。	油脂類、種実類、魚介類（マグロ油漬缶など）、モロヘイヤ、かぼちゃ、赤ピーマンなど 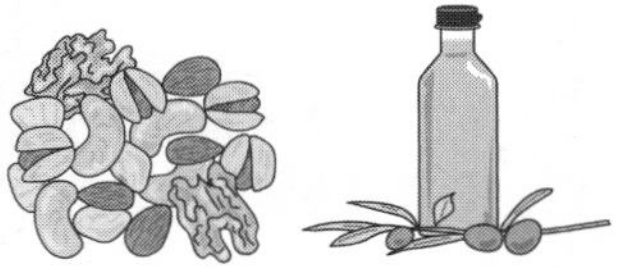

調理法によって糖化を防ぐ

野菜や海藻類で酸化、糖化を防止したら、次に丈夫な血管や細胞をつくるもととなるたんぱく質を摂りましょう。厳密に野菜や海藻類を食べたあとにおかずを食べなければと思う方もいらっしゃいますが、そんなに食べる順番に神経質になることはありません。わたしは一緒によく噛んで食べればいいと伝えています。

ただ、ご飯、パン、麺類などの炭水化物は血糖値を急激に上げてしまうので、なるべく後回しにすることをお勧めしています。野菜とおかずを先に食べると糖質の食べすぎを防ぐことになり、血糖値の上昇もゆる

[コレステロール・中性脂肪を下げる食事術]

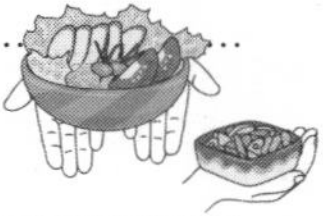

生野菜両手いっぱい or
煮物だと片手でOK

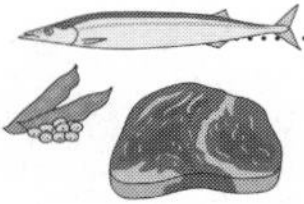

たんぱく質（肉・魚・豆類）を
しっかり摂る

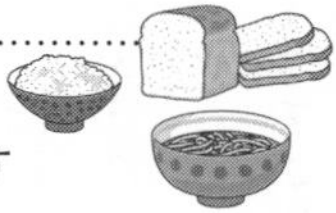

精製した炭水化物
（ごはん、パン、麺類）を減らす

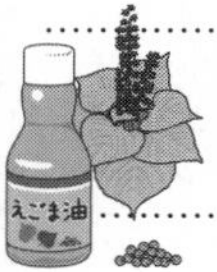

オメガ3系の油
（えごま油、魚の油、亜麻仁油）を使う

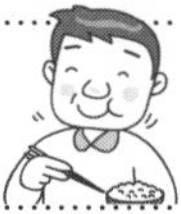

よく噛む

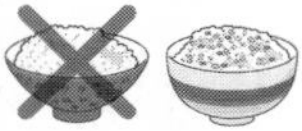

白米は避けて雑穀米、
玄米、麦ごはんなどを

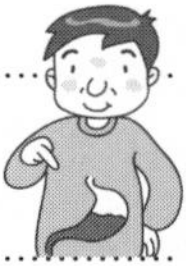

腹6分目、食べすぎはNG

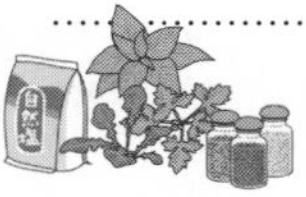

自然塩、ハーブや
スパイスなどで味付け

やかになるため、インスリンを分泌する膵臓を休めることもできます。

たんぱく質は肉、魚、大豆製品から偏ることなく摂りましょう。朝食に煮魚を食べたら、昼食は肉（野菜も忘れずに）、夕食は大豆製品を入れるというように、ローテーションで食べる習慣をつくるのもひとつの工夫です。朝、食欲がないときは、野菜類や発酵食品を中心に食べてください。

とくに大豆製品には、コレステロール値を改善し、抗酸化作用のあるイソフラボンも含まれています。塩分を控えめに、お味噌汁（野菜をたっぷり入れてください）は毎日摂るとよいでしょう。発酵食品で腸内環境を調えておくことも大切だからです。

ＡＧＥ（終末糖化産物）は熱を加えて茶色く焦げたような状態になる

と増えてしまいます。から揚げ、コロッケ、カツなどは、きつね色に香ばしく焦げていておいしいのですが、調理の状態でＡＧＥが増えています。焼肉や焼き魚やステーキなども、高温で焼くことになります。また、ベーコンやソーセージなどは、燻製にするので高温で長時間いぶされていてＡＧＥが増えます。

調理方法を工夫してＡＧＥを増やさないようにしましょう。ＡＧＥの多い調理法は次のとおりです。油脂を使って高温で揚げたものがもっともＡＧＥが多くなります。

生⇩蒸す⇩煮る⇩炒める⇩焼く⇩揚げる

厳密に生のものだけを食べるようにと推奨しているわけではありませ

[コレステロール・中性脂肪を下げる献立例]

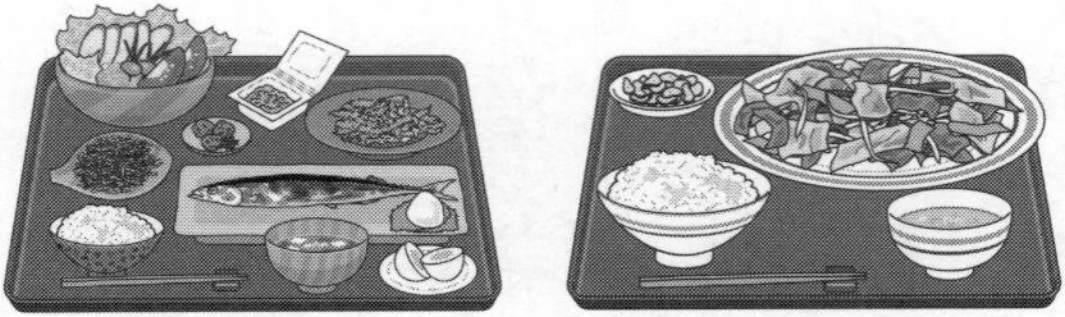

朝

・ごはん＋具だくさんの味噌汁
・焼き魚
・野菜サラダ
（キャベツ・キュウリ・トマトなど）、ゆで卵
・発酵食品（梅干し・納豆）
・ドレッシング
（梅干し、じゃこ、黒ゴマ、くるみ、えごま油、大根おろし）

昼

（外食＝バランスのよい定食）
・肉野菜炒め、焼き魚定食、お刺身定食など
・しっかり量のご飯＋豚汁
・野菜の小鉢２品（切干大根 ＋ ほうれん草おひたし など）

夜

・大根おろしたっぷり豚しゃぶ＋ゆでキャベツ添え
・少なめのご飯＋具だくさん味噌汁
・煮物
・小鉢（豆腐・酢のもの）
・お酒を飲む場合（糖質の気になる人は蒸留酒がお勧め）

ん。たとえば、揚げ物をお昼に食べたら、夜は刺身にするなど料理方法を調整していただきたいのです。

焼肉もたれをたっぷり使うのではなく、大根や玉ねぎをすって醤油や七味をかけるだけでもおいしくいただけます。焼き魚、しゃぶしゃぶには大根おろしを添えることでもＡＧＥを少なくできます。

調理法から献立を考えて、上手に味つけをすると、糖化を防ぎながら、からだをつくる栄養素であるたんぱく質をしっかりいただくことができます。

せっかくの栄養素を捨ててしまっている主食

精製した真っ白い炭水化物（ご飯、パン、麺類）は糖化を進めてしまいます。ですが、米や小麦は本来、酸化を防ぐさまざまな栄養素を含んでいます。

人間はおいしくする、食べやすくすることを優先にして手を加え、出来上がったのが精製された状態の白米や真っ白いパン、うどんです。野菜類と同じように、米や小麦も見えないエネルギーを光合成でキャッチして、ビタミン、ミネラル、食物繊維などをつくっています。その多くを捨てて、真っ白くなっているのです。

大変もったいないことです。炭水化物を減らそうとするより、真っ白い精製した炭水化物を、玄米や全粒粉といった精製していないものに変えることから始めましょう。

ご飯・パン・麺などの炭水化物は血糖値を上げる「糖質」と「食物繊維」が一緒に含まれています。食物繊維があることによって、糖質だけが吸収されて、血糖値が急上昇することを防ぎます。ゆっくり血糖値が上がると、膵臓からたくさんインスリンを出す必要もなく、膵臓を休め、血管壁が傷つけられません。

腸内細菌は食物繊維をえさにして増え、腸内環境も整います。玄米の食物繊維量はじつに白米の6倍ですが、精製するとその多くが除かれてしまいます。玄米を土に植えると芽が出ます。命をつなぐためのエネルギーが含まれているからです。しかし、白米を土に植えても芽は出ません。それほどの違いがあるのです。

暑い夏を過ごして米はおいしく実ります。玄米はこの暑い夏の太陽のエネルギーもいただき、酸化しないようにそのエネルギーをさまざまなビタミン、ミネラル類に変換しています。

また、食物繊維のほか、カリウム、カルシウム、マグネシウム、リン、鉄などのミネラル類、ビタミンB1、ビタミンB2、ナイアシン、葉酸、ビタミンEなど、ビタミン類も豊富に含まれています。玄米には糖代謝をよくする栄養素が絶妙なバランスで入っています。

食物繊維が豊富な未精製の食品は、よく噛むことによって、食べすぎを防ぎ、インスリンもゆっくり分泌されるため、膵臓の負担が減ります。ただし、無理に玄米を食べるともたれたり下痢をして、吸収できない人もいます。胃腸の弱い人は、胚芽米などもたれないものからいただくとよいでしょう。胚芽には肉体疲労や精神のビタミンであるビタミンB1が含まれるので、この栄養素は捨てずにいただきたいものです。

また、家庭用精米機があれば（数千円から購入可能です）、玄米よりもう少し食べやすい5分づき、7分づきなど好きな状態に精米して食べることができます。そして出た糠をフライパンで炒って、冷蔵庫に入れておいて、鰹節と混ぜてご飯にかけたり、ヨーグルトや納豆などに混ぜて使うこともできます。雑穀米もビタミン、ミネラル類が含まれていて味わいがあります。

お好み焼きをつくるときは、市販の真っ白いお好み焼きの粉ではなく、黒っぽい地粉を使う。キャベツや山芋をすって、たっぷり野菜を入れて鰹節、煮干しのだしでお好み焼きをとく。お肉などたんぱく質も入れる。ソースやマヨネーズをたくさんかけるのではなく、時には玉ねぎをすって、醤油と混ぜて、焼いたお好み焼きに塗り、鰹節や青のりをかけてみたり、味噌麹を少し乗せて和風に仕上げてもおいしくいただけます。

漢方医学の五行論では、麦は肝、黍《きび》は心、粟は脾、稲は肺、大豆は腎というように、五穀は五臓六腑の働きを助けて元気にしてくれるものです。薬食同源というように、普段の食事も同じように五臓六腑の働きをよくする食べ方が必要です。

できるだけ自然に近い、色々な種類のものを少しずついただくことがバランスのよい栄養補給と、新陳代謝を促します。

血糖値が高く精製した炭水化物が大好きな人は、夕食の炭水化物量を減らすことから始めましょう。白米をおなかいっぱい食べていた人は8分目に、晩酌する人は時には白いご飯を抜いて膵臓を休めましょう。血糖値の上昇に伴いインスリン分泌が増えて膵臓は疲弊しますし、インスリン抵抗性が生じて、中性脂肪やコレステロールの数値にも影響をおよぼしてしまいます。

油でメタボリック症候群が予防できる

メタボリック症候群と聞くと、おなかポッコリの人というイメージが先行しないでしょうか。しかし危険なのは、そのままにしておくと慢性炎症を引き起こし、血管の障害や動脈硬化が進行し、心臓病や脳卒中など重篤な疾患を発症するリスクがあることです。

まずは見た目のおなかスッキリから取り組みましょう。前章のエクササイズを実践してください。内臓脂肪は、油の摂り方を工夫することによって、減らすことができます。鍵を握るのは、からだでつくれない〝必須脂肪酸のバランス〟です。

脂質は三大栄養素のひとつで、人体には不可欠です。脂質をつくる脂肪酸にはさまざまな種類があり、構造式が少し違うだけで、からだに対する影響力が違ってきます。脂肪酸を理解して、脂質を摂ることが内臓脂肪の蓄積を防ぎ、動脈硬化を予防する近道です。

脂肪酸は大きく飽和脂肪酸と不飽和脂肪酸に分かれます。肉の脂は飽和脂肪酸です。脂肪酸は炭素、酸素、水素でできていますが、元素はそれぞれ手の本数が決まっています。炭素は4本、酸素は2本、水素は1本です。

飽和脂肪酸は炭素同士と水素で結ばれていて、4つの手がいっぱいの状態になっています。すべての手がふさがっているので、ほかの元素が手を差し伸べても握手できない、変化しない、固定された固体なので、「脂」の漢字で表します。

飽和脂肪酸は、体内で生成でき、からだに必要な中性脂肪やコレステロールをつくります。反面、摂りすぎると内臓脂肪を蓄積します。

それに対して4つの手のうち、2つの手は結んでいるのですが、あと2つは自由に変化できるのが不飽和脂肪酸です。余った手を使って炭素同士が結合するので、2つの手で結合します（二重結合）。この二重結合を多く含むほど活性化しやすく、変化しやすくなります。液体の「油」の字を書きます。

二重結合が多い不飽和脂肪酸を多価不飽和脂肪酸と呼びます。多価不飽和脂肪酸は、自分のからだでつくれない必須脂肪酸です。炭素同士が連なる不飽和脂肪酸のなかで、二重結合がない何番目の炭素にあるかで働きが変わります。

3番目にある二重結合の不飽和脂肪酸をオメガ3系脂肪酸、6番目に

[飽和脂肪酸と不飽和脂肪酸]

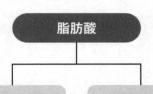

脂肪酸

飽和脂肪酸

構造上分子内に二重結合をもたないもので、動物性脂肪（牛肉、豚肉、乳製品）に多い

〈特徴〉

- 人間のからだでつくられる
- これ以上水素と結合できない（固体）
- 細胞膜を硬くし、ホルモンや神経伝達物質などが伝わりにくくなる

不飽和脂肪酸

構造上、分子内に二重結合をもつもので植物性脂肪や魚油（植物性のプランクトンを食べるため）に多い

〈特徴〉

- 人間のからだではつくられない→必須脂肪酸
- 水素と結合できる（液体）
- 酸化されやすい
  ＊オメガ3、オメガ6

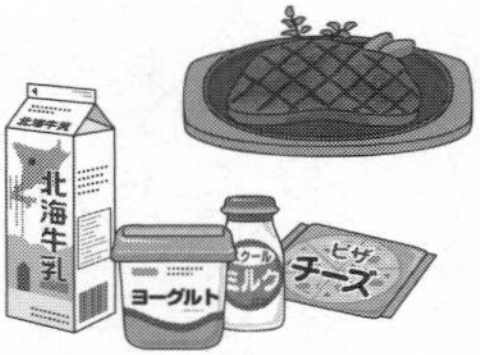

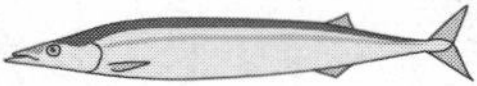

[多価不飽和脂肪酸]

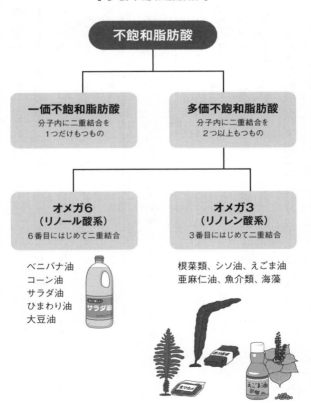

不飽和脂肪酸

- **一価不飽和脂肪酸**
  分子内に二重結合を
  1つだけもつもの
- **多価不飽和脂肪酸**
  分子内に二重結合を
  2つ以上もつもの
  - **オメガ6**
    （リノール酸系）
    6番目にはじめて二重結合
  - **オメガ3**
    （リノレン酸系）
    3番目にはじめて二重結合

ベニバナ油
コーン油
サラダ油
ひまわり油
大豆油

根菜類、シソ油、えごま油
亜麻仁油、魚介類、海藻

あるものをオメガ6系脂肪酸と分類します。

オメガ3系脂肪酸の代表的なものにα-リノレン酸があります。聞いたことがあると思いますが、体内でDHAやEPAをつくります。DHAは脳・神経の働きをよくしたり、EPAは血栓を予防します。どちらも動脈硬化を抑制し、炎症（アレルギー）やがんも予防します。

DHA、EPAはサンマ、イワシ、サバ、アジといった青魚やマグロ、ブリ、カツオに多く、血合い肉（泳ぐときに使われる筋肉で血管が多く集まっている）にもEPAが豊富に含まれます。魚は動物性脂肪ですが、植物性のプランクトンを食べているのでα-リノレン酸の含有量が多いのです。また、根菜類、海藻、シソ油、えごま油、亜麻仁油などにも多く含まれます。

オメガ6系脂肪酸の代表的なものにリノール酸があります。細胞膜の

[DHA・EPAを豊富に含む魚]

マグロ（トロ）

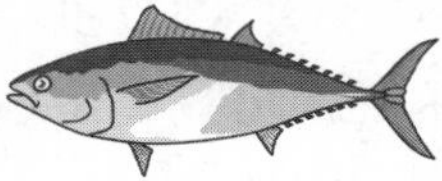

DHA：3.20g
EPA：1.40g

ブリ

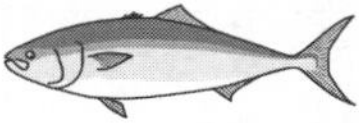

DHA：1.70g
EPA：0.94g

サンマ

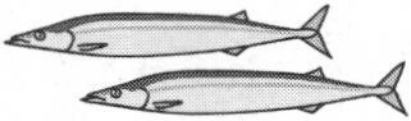

DHA：1.70g
EPA：0.89g

サバ

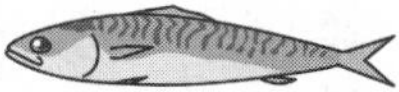

DHA：0.70g
EPA：0.50g

イワシ

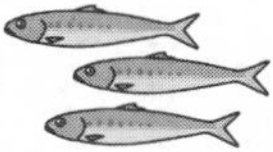

DHA：1.30g
EPA：1.20g

カツオ（秋獲り）

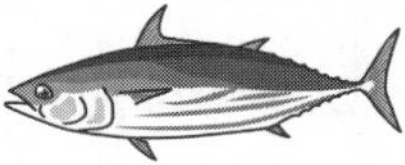

DHA：0.97g
EPA：0.40g

脂質部分をつくったり、生理活性物質をつくる働きがあります。

しかし、摂りすぎるとアレルギーや炎症、血栓、がんなどをつくりやすくなってしまいます。ベニバナ油、サラダ油、コーン油、大豆油など、昔から天ぷらや揚げ物などに多く使われていた油に多く含まれます。コーヒーフレッシュも植物油ですし、せんべいやお菓子の多くに植物性油が使われています。

α-リノレン酸、リノール酸はどちらも大切で、1対4くらいが理想的と言われています。現代は食の欧米化で魚を食べることが少なくなり、知らないうちにリノール酸過剰になっています。

バランスをとるためにα-リノレン酸を意識して摂り入れましょう。

α-リノレン酸は熱に弱いので、加熱調理をしないことが基本です。

朝のサラダに、ドレッシング代わりに亜麻仁油をかけたり、お味噌汁

[α－リノレン酸、リノール酸]

〈オメガ3〉

- α-リノレン酸
  - ↓
- EPAやDHA → （体内で合成）→ ロイコトリエン(5系列)
  - ↓
- トロンボキサンA3 →
  - ○ 血小板凝集能⬇(血栓形成を抑える)
    血液を流れやすくする
  - ○ 炎症を最小限にくい止める

〈オメガ6〉

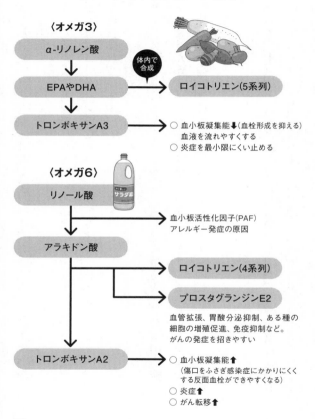

- リノール酸
  - → 血小板活性化因子(PAF)
    アレルギー発症の原因
  - ↓
- アラキドン酸
  - → ロイコトリエン(4系列)
  - → プロスタグランジンE2
    血管拡張、胃酸分泌抑制、ある種の細胞の増殖促進、免疫抑制など。
    がんの発症を招きやすい
  - ↓
- トロンボキサンA2 →
  - ○ 血小板凝集能⬆
    (傷口をふさぎ感染症にかかりにくくする反面血栓ができやすくなる)
  - ○ 炎症⬆
  - ○ がん転移⬆

が少し冷めたらえごま油を小さいスプーンで加えたり、工夫して加えてみましょう。

外食の多い人は刺身定食や大根おろしをたっぷり乗せたサバの塩焼きを選べばα‐リノレン酸を補うことができます。根菜類にもα‐リノレン酸は含まれています。

オリーブオイルは体内でつくれる一価不飽和脂肪酸で、必須脂肪酸ではありませんがオメガ9系脂肪酸に分類されます。こちらは熱に強いので、炒め物や揚げ物にも利用できます。サラダ油の代わりとしても利用できます。

そして、本来地上にほとんど存在しなかった油が、今、頻繁に使われています。トランス脂肪酸です。この油は天然でも少しはつくられますが、多くは液体の油を固体や半固体に加工するために、水素添加してつくられた合成の油です。植物油を水素添加して固めるとトランス脂肪酸が生成されてマーガリンやショートニングになります。それを材料につくられたパン、ケーキ、クッキー、ドーナッツなどの洋菓子にもトランス脂肪酸は当然含まれます。

これらを摂りすぎると酸化ＬＤＬが増え、心疾患のリスクを高めるとして、アメリカでは一部が使用禁止、食品にも表示が義務化されています。

水分の摂り方で冷えを予防する

「水は１日１リットル飲みなさい、２リットル飲みなさい」と、水飲みの健康効果は多くの場所で喧伝されています。しかし、あなたのおなかは水分の摂りすぎで冷えていませんか？

身土不二という言葉があります。その土地とからだは2つではない。すなわち、その土地でできた食べものをいただくことで私たちは健康になるという考え方です。

人間も暑いところで生活している人と、寒いところで生活している人とではなんとなく性格の違いを感じないでしょうか？　同じように食材も地域によって性質が異なるのです。

たとえば、コーヒーはアフリカや南アメリカなど暑い南の国で育ちます。日本人は1日に何杯も飲むのは避けたいものです。カフェインが交感神経を刺激するため、コーヒー好きの人は、朝やお昼に摂るとよいでしょう。代謝もよくなります。

夜は副交感神経が働き身体を休める時間です。コーヒーを飲むと交感神経が優位になって眠れなくなったり、からだを十分休めることができません。また寝る前に水分をたくさん摂ると停滞し、冷えにつながります。果物も夜摂りすぎると、からだを冷やしてしまうので、朝や日中に摂りましょう。

反対に言えば、コーヒー好きで１日中、何杯も飲んでいる人は飲む時間、飲む量に気をつけるだけで調子がよくなります。

漢方医学では、水分が体内でうまく巡らず、不要な水分が溜まってしまうことを「水毒」と言います。水毒はむくみや下痢、頭痛、立ちくらみ、めまい、咳のほか、さまざまな病気の原因になると言われます。

水分補給に気をつけていると言いながら、冷えたお茶やミネラルウォーターをがぶ飲みしていませんか? 水分を一気に摂ることで、腎臓が無理に働かされて疲れてしまいます。腎臓も冷えに弱い臓器です。舌が次のような状態になっていませんか?

・水毒チェック

□舌のフチに歯型がついている。
□舌に白い舌苔がついている。

冷たい飲みものは口に含んで、少しずつゆっくり摂りましょう。電車も自動販売機もない時代、人々は峠を越えたお茶屋で温かいお茶を飲んで一服しました。一杯の熱いお茶でも、ほてったからだがスッキリします。緑茶にはカフェインが入っていて、覚醒や利尿効果を期待できるからです。ただ胃腸などにも刺激が強いので、何杯も飲むと利尿効果で腎臓もどんどん働かなければならず、腎臓が疲れるとからだが冷えやすくなります。

秋から冬にかけて摘む番茶はカフェインの量が少ないのです。3年寝かせた3年番茶やほうじ茶は火入れをするので、緑茶よりからだを温める働きがあります。

夏であっても、できれば常温の飲みものを少しずつ水分補給して細胞を潤したいものです。また、汗をかくからとスポーツドリンクを摂りすぎると今度は糖化が心配になります。最近では飲みやすくするために、味のついたミネラルウォーターもたくさん並んでいるので成分表示を見てみましょう。炭水化物30グラムは目安として角砂糖6個分（1個5グラム）です。

甘くない水に天然塩を少し加えるとよいでしょう。

お茶は製造方法によって、からだがより温まりやすくなります。峠の茶屋を思い出してください。お茶屋でペットボトルの冷たい緑茶をガンガン飲んでは、からだが冷えてしまいますよね。

ほうじ茶も番茶も緑茶と同じ木から採られます。緑茶の成長した茶葉と茎を、天日で干して乾燥させ、火入れし、焙煎する程度で違いが出ます。ほうじ茶は強く炒るため香りが強くなります。天日で干したり、焙煎する分、ほうじ茶、番茶は緑茶より温める働きが強いのです。夏のお勧めは麦茶です。疲労を回復するビタミンＢ１を補給してくれます。

肝臓の働きをよくする食事

現代社会の急速な発展によって、昔に比べて、必死に働かざるを得なくなった臓器として、肝臓が挙げられるのではないでしょうか。口や鼻や皮膚などから取り込む化学物質が多くなり、解毒・排出を司る肝臓としては、ほとんど自然界にはなかった化学物質を、処理しなければならず、疲れていることは察しがつきます。

食べものであれば、食品添加物、加工食品、酸化した油、過度な飲酒は控えましょう。西洋薬は、純度の高い化学物質ということになります。

肝臓の働きをよくする食材と言えば、しじみや牡蠣などが思い浮かぶかもしれません。じつは、それらを食べる前にするべきことがあります。まず肝臓を助けるために、便を出すということです。

便が出ないと、汚れた血液が全身を巡ることになります。便秘薬を飲めばよいと思っている人もいるでしょうが、便秘薬だけに頼っていると、腸本来の働きが落ちてしまう可能性があります。昔から、朝起きたら、水に少しの塩を入れて飲むことが推奨されてきました。少しの塩によって、胃腸の蠕動《ぜんどう》運動がよくなり、便が出やすい状態になります。

また、フレッシュなビタミン、ミネラルを野菜、海藻類から摂ったり、梅干し、糠漬け、味噌汁などの発酵食品も腸の動きをよくするためお勧めです。

乳酸菌には、悪玉コレステロールを下げる働きがあり、腸内環境を整えておくと、中性脂肪も溜まりにくいと言われています。

毎日食べる調味料にもこだわってほしいものです。ビタミン、ミネラルが除かれた、精製した化学物質のようなものが多くなっています。人工ではなく自然な塩、真っ白い砂糖ではなく黒っぽい砂糖、味噌、醤油など化学物質の少ない昔ながらのものを使いましょう。醤油は昔ながらの丸大豆からつくられたものがお勧めです。発酵過程を短縮してつくられたものには、途中化学物質を使ったり、本来の醤油の力をいただけないものもあります。だしには、昆布や煮干し、鰹節が使えますね。

ドレッシングや焼肉のたれなども、賞味期限が長いということは、防腐剤など化学物質がたくさん入っています。化学物質を解毒するために肝臓が一生懸命働くため、肝臓が疲れてしまいます。自然に近いもののほうが、身体にやさしいです。

皆が昔ながらの素材を大事にした商品を好むようになれば、そちらがたくさん売れて、値段が手ごろになりますね。


なるべく化学調味料を使わず少なくして、香りや味を楽しむためにお勧めは香辛料とハーブです。

香辛料にはその他、抗菌作用、抗カビ作用、代謝促進作用、消化促進作用などさまざまな作用があります。代謝を上げる香辛料には、黒こしょう、ニンニク、ショウガ、唐辛子などがあります。ターメリック、シヨウガ、唐辛子、ゴマ、こしょう、オレガノ、ローズマリーには抗酸化成分が含まれています。魚料理にショウガ、肉料理にナツメグなどはよく使われます。

ハーブは植物の葉や茎などの緑の部分を利用して、生や乾燥して使われます。セージ、タイム、バジル、コリアンダーなど、多くの種類があり、お料理に合わせて香りや風味を楽しむことができます。

香りや味を楽しみながら、添加物や化学物質を少なくすることができます。ただし、薬食同源と言うように、薬のような働きもあると考えると、体質や体調に合わせて摂ることも必要です。

栄養素不足で甘いものを欲する

コレステロールや中性脂肪の高すぎる方から次のようなお話をよく伺います。

「甘いものが食べたくなって、そして食べはじめると今度は止まらなくなるんです」

小さいころ、おやつに甘いものを食べすぎて、夜ご飯を食べられなかったという経験はなかったでしょうか？　漢方医学には五味《ごみ》という考え方があって、私たちが求める味には五臓六腑が関係すると言われています。五味には、酸（すっぱい）、苦（にがい）、甘（あまい）、辛（からい）、鹹（しおからい）の5つの味があります。

五臓六腑は、お互い関係し合っているので、少しずつ取ってバランスを保つと、全身が活性化して、自然治癒力を高めたり、脳を活性化したり、精神面を安定させたりとさまざまな機能が円滑に働きます。五味を意識して味つけし、少しずつ摂ることによって、五臓六腑の働きはよくなります。

ひとつの味を多く摂りすぎてしまうと、バランスが崩れてしまいます。

甘いものを摂ると、血糖値が上がります。からだには血糖値もできるだけ一定に保とうとする恒常性維持の働きが備わっているため、膵臓からインスリンがたくさん出て、血糖値を下げようとします。そしてインスリンが過剰に分泌され血糖値が下がりすぎると、また甘いものを欲しくなってと悪循環が生じてしまいます。

この血糖値が必要以上に上下することを血糖値のジェットコースターと言います。低血糖状態から血糖値を上げようとしてアドレナリンやノルアドレナリンが大量に分泌されると、精神面ではイライラ、不安などが現れることがあります。

甘いものが止まらない人のなかには、食事の量が極端に少なすぎる人も多いです。からだだけでなく、脳が栄養素不足で、簡単にエネルギーになる甘いものを欲しがるのです。

甘いものは嗜好品です。別腹として、自分へのご褒美、楽しみにしたいものです。ご褒美ですから、安価で添加物だらけのものではなく、週に1日でもご褒美の日を決めて、自然食品で手づくりのスイーツをいただいてみてはいかがでしょうか。

必要な栄養素が補充され、心が満たされると、甘いものは必要以上に欲しくなくなってくることでしょう。それでも物足りないと思った人は、主食は白米よりは玄米や玄米に近い状態、また雑穀を加えたり、大地と太陽のエネルギーたっぷりの自然に近い状態のものをいただいてください。

あなたは食事から心とからだを満たされているでしょうか？　食べものとはほかの命をいただくことです。その命を無駄にしないよう感謝の気持ちをもって一生懸命に生きることが大事です。

第7章

運動でも食事でも健診数値が改善しないときは……

よい睡眠が数値の正常化に欠かせない理由

夕方になると、首や肩が凝ってきたり、目が異常に疲れたりしませんか？　パソコン作業やスマホの使用で、テレビを長時間見ていたりすると、極端に首が前に傾いてきます。現代人はからだの前側ばかり使うことが多くなっているのです。

布団に入っても眠れないほどひどい凝りは、頸椎が歪んで、結果、脳血流も悪くなり、睡眠にも悪影響をおよぼしているのかもしれません。

第5章の肩甲骨伸ばしストレッチを試してみてください。テレビを見たり、おしゃべりしながらでもできます。夕方5時くらいから、肩甲骨まわりを気持ちよく動かして、首や肩をストレッチしましょう。伸ばすときにゆっくり息を吐くと筋肉がゆるみやすくなります。

人体の60兆個の細胞に日々栄養と酸素が運ばれ、毒素老廃物が排出され、細胞自体もどんどん新しくつくり変えられています。この流れがよいと健診数値にも表れてきます。

生活習慣病は、新陳代謝が悪くなっていることが大きな原因です。運動や食事で即効的に数値がよくなったとしても、からだの内側からほんとうに改善するためには、食べたものが消化吸収され、栄養素を使って新しい細胞につくり変えるという流れが必要です。

睡眠については、さまざまな研究が進んでいます。漢方医学では、昔から自然のリズムに合わせると、からだの調子がよくなると考えてきました。

夏は太陽が昇るのが早くなります。それに合わせて、冬に比べて目が覚めるのも早くなります。このとき（朝5時台～6時台）に散歩すると気持ちよいですね。

日中は気温が上がるので、この朝の時間が、散歩や軽い体操にはちょうどよい時間帯となります。

夏は朝早くから活動すると、1日も早くスタートしたようで楽しくなります。日も長いので、冬と比べて、多少睡眠時間が短くなります。

冬になると、太陽が昇ってくる時間も遅くなります。朝も夏のように運動するより布団に入っていたい気分です。

冬の寒さから身を守るため、体温を保持したり、風邪などひかないよう免疫力を上げようとします。夜も、太陽が沈む時間が早くなるので、寝る時間も早くなり、からだを休養させる時期となります。

平均睡眠時間が7時間～8時間であっても、季節によって多少の差があるのは、自然のリズムにからだが合わせようとしているからです。

昔は、夏は活動の時期、冬は休養の時期とメリハリがついていました。農業や漁業のお仕事の人は、春から秋にかけてほとんど休まず作業をして、冬の時期に休養を取る人が多かったのです。

そこで以前は、地方での健康教室は冬場に盛んにおこなわれていました。がんばり続けてきた力がふっと抜けて、宴会や旅行が続き、血圧や血糖値が上がって、生活習慣病になる人が多かったからです。

今は冷凍やハウス栽培なども進み、農業や漁業の人の仕事の仕方も変わってきていることを感じます。

朝と夜、季節の違いが睡眠に与える大きな特徴は、「明るさ」と「暗さ」です。これが脳にも、メリハリをつけます。

朝は太陽の光を受けて、脳の視床下部からセロトニンが分泌されます。セロトニンの分泌が少ないとうつになりやすいと言われています。イライラや不安を抑えて、精神状態を安定させる働きがセロトニンにはあります。幸せホルモンとも言われます。

よって、朝は太陽の光をたくさん浴びることが大事です。太陽光が入るところから、1メートル以内の室内で、台所仕事をしたり、新聞を読んだり、朝の活動は、光のあるところでおこなうようにすればよいのです。

隣家が近く、また遮光カーテンをお使いの方も10センチメートルでも窓を開けておきましょう。

夜はお休みホルモンのメラトニンが分泌されます。メラトニンには抗腫瘍作用、抗酸化作用、解毒作用といったからだをメンテナンスする働きがあります。

メラトニン分泌のためにも、夜は暗くすることが大事で、パソコンやスマホを遅くまで使用したり、テレビや電気をつけっぱなしで寝ることはお勧めできません。

また、朝起きて、太陽の光を浴びたときから、14時間から16時間すると、セロトニンがメラトニンに変化します。「早起き」をした時間から、お休みホルモンが何時ごろから分泌されるかが決まってくるのです。

休みの日、起きる時間を遅くしてしまうと、お休みホルモンのメラトニンが分泌される時間も遅くなり、月曜日の朝、調子が出ないということになりかねません。休日の起床時間も普段の日と比べて、２時間以上遅くならないようにしましょう。

朝の太陽の光は、私たちを元気にするホルモンをつくるとともに、お休みホルモンにまで影響をおよぼすありがたいものです。くもりや雪の日が続くと気分も落ち込みやすいのは、太陽の光の恩恵を受けられないからです。蛍光灯の電気をつけて、人工的にメリハリのある環境をつくりましょう。

感情の変化が内臓に負担をかける

コレステロールの7割～8割は肝臓でつくられると述べました。質のよいコレステロールをつくるためには、肝臓の働きが重要です。とはいえ、お酒好きの人は毎日の晩酌がなかなかやめられないかもしれません。わたしはお酒を飲むときは、値段が少々高くても一生懸命つくられたものを、少しずつ味わっていただくようにしています。

肝臓の数値が芳しくない人の話を聞くと、「お酒をまったく飲まない」という人も結構います。

漢方医学では、感情が内臓に影響をおよぼし、「怒」は肝臓との関係が深いと考えます。

「いつもイライラ怒っていると、肝臓に負担がかかりますよ」

こう言うと苦笑いされる方もいらっしゃいますが、怒りによって、肝臓に負担がかかると、肝臓のあたりがうっ血して硬くなって、血流も悪くなり、肝臓の働きが落ちてしまうのです。

そうすると、コレステロールをつくる能力にも影響が出ます。お酒を飲まないからといって安心できないのです。コレステロールの数値が高くなりすぎているときは、肝臓も悲鳴を上げている可能性があります。

「怒」と肝
「喜」と心
「思」と脾（消化器系）
「悲・憂」と肺
「驚・恐」と腎

心配になること、悲しいことだって人生にはあります。ですがそのことにずっと囚われてしまうと、消化器系や肺に大きな影響をおよぼします。喜びも喜びすぎると、心労になります。よって、感情もスパイスのように、自分への刺激として受け止め、切り替えられるようにすることが大事です。

武道ではとくにこの切り替えを重要視します。「しまった！」と一瞬でもその場に居留まってしまうと、隙をつくることになり、昔の侍であれば斬られてしまう恐れがあります。起こってしまったこと、1秒前はもう過去のことと捉え、次の技が無意識で出る状態をつくることが必要になります。

よって武道では「不動の心」を鍛錬します。そのためにも日常生活のなかでおなかに力を入れることが大事だとされます。第5章の武道ウォークは、この考えを日常生活に取り入れた動きです。判断力が冴えるので、健康効果だけではなく、突然の事故・災害から身を守るためにも役立ちます。

避難場所でも、心配や恐れで体調を崩す人が出てしまいますが、そのときもおなかに力を入れて行動すると心が落ち着きます。

健診数値をよくするだけではなく、同時に心も強くなり、いざという時に身を守れる心身の状態をつくる指導をしています。

わたしは歩き方など日常生活のなかで感情に振り回されない自分をつくりたいと思っています。

温泉・銭湯の力をいただく

銭湯は浴槽が広く、気持ちもゆったりしてリラックス効果が高まります。最近は設備の充実している銭湯もたくさんあるので、地図を見て、色々行ってみるのも気分転換になってよいでしょう。

時には温泉もお勧めです。温泉のお湯は地下水がマグマの熱で温められ、ラドンや二酸化硫黄など、さまざまな成分が溶け込んで地下の深いところから旅するようにやってきたものです。ミネラルが豊富で、からだを温める時間が持続したり、デトックス効果が期待できます。

昔から、温泉に入ると傷が癒えたり、病気がよくなるので、神が宿ると言われ、そばには神社のある温泉地もたくさんあります。温泉に入るだけではもったいないです。周りを散策したり、神社を巡ったり、温泉に入る前に飲泉を飲むのもよいでしょう。

わたしは地方講演に行くときは、できるだけ、その土地の一の宮神社を参拝して、温泉が好きなので温泉があれば宿泊するようにしています。温泉療養アドバイザーとしてもそれぞれの温泉地の特徴を大事にしています。

自然のなかに身をゆだねることによって、心が落ち着きます。自律神経系、ホルモン系のバランスが調ってきます。免疫力が高まったり、炎症がやわらぐ作用があると研究されています。人間は広大な自然の一員として、調和して存在してきました。その居心地のよさは過去の遠い記憶からくるのかもしれません。

鳥の声を聴いたり、川の音を聞いたり、草花のにおいをかいだり、景色の変化を楽しんだり、と五感を使って歩きましょう。ストレス解消や病気療養にもなる転地効果が期待できます。

「今」に集中して心身を調える

コレステロールや中性脂肪の数値が悪い方にお話を聞くと、食生活や生活習慣の乱れの裏側に、なんらかのストレスを抱えていることが多いです。

現代社会は、情報が多く、過去や未来を意識してしまいがちです。大事な「今」が疎かになっていないでしょうか？　当たり前だと思っていたことに目を向けてみましょう。宇宙が存在することも、お願いしなくても内臓ががんばって働いてくれていることも、ほんとうは当たり前ではなく奇跡ではないでしょうか。そう思えると、感謝と恭敬の気持ちが湧いてきます。心も穏やかに整ってきます。

がんばって働いてくれているからだに対してできることは、「今日もありがとう」という感謝の気持ちをもって、睡眠をしっかりとって、新しい細胞に作り変える時間をしっかりと確保することです。睡眠不足は多くの病気の原因になります。

コレステロールが多くなりすぎているとき、肝臓ががんばってコレステロールをつくっているに違いありません。

「今日も機能してくれて、ありがとう。疲れさせてしまってごめんね」そう思いながら、右の肋骨のあたりに手を重ねて、肝臓の疲れをとるような気持ちで、ゆっくり気持ちよく息を吐いてみましょう。

そして次に肝臓に新鮮な空気を送るようなつもりで、気持ちよく吸ってみましょう。

血圧が高いときは、寝不足や冷たいものの摂りすぎなどで、腎臓にも負担がかかっている場合があります。腎臓にも感謝の気持ちをもって呼吸をしてみましょう。

同じように、血糖値が高いとき、糖尿病になってしまうのではないかと数値ばかりを気にしがちです。機能してくれている膵臓を意識して、ゆっくり気持ちよく呼吸をしてみましょう。あなたの膵臓はとてもがんばっているのです。

わたしは小さいときから各自が手で衣服を洗うように言われてきました。洗濯は一人で黙々とおこなう自分の時間です。洗剤を付けて、洗っては絞っての繰り返しです。単調な仕事ではありますが、随所にポイントがあります。

押し洗いのときは、全身の体重をうまく乗せます。

絞るときは、おなかに力を入れてギュッと絞ります。しっかりと絞るためには姿勢や手の位置が重要なのです。

実家はいまだに洗濯機がなく、父は1日に2回～3回手洗いで洗濯をしています。洗濯をするための流しは、少し広めの、毛布なども洗える広さです。

生地によって、また汚れ方によって、洗剤の種類を変え、最初はこの洗剤に少し浸けて、次に別の洗剤で押し洗いするといった、父なりの方法があるのです。干し方、広げ方も生地に合わせてさまざまです。

「今は便利なものがあって、手洗いは無駄な時間のように感じるかもしれないけれども、そのなかにも大事なことはある」

こう言って、一心不乱に洗濯をしている父を誇らしく思います。何かを続けることで、心を強くすることにつながっていくのでしょう。

昔は、薪割り、雑巾がけ、水汲みといった、日常生活でからだを使う機会がたくさんありました。それらを淡々とおこなうことが作業に集中することにつながっていったのではないでしょうか。

休みの日に、日曜大工、草取りなどを黙々とおこなってもよいかもしれません。仕事と違ってリフレッシュできるでしょう。

「生き方」が健康を決める

漢方医学のバイブル『黄帝内径』に、次のような内容が書かれています。

「小欲はストレスになるが、大欲は気血の流れをよくして、精神状態を安定させる。そうしたらどうして病気になっていられようか」

小欲とは、自分の家のほうが大きいとか、給料が多いとか、他人と比べて優越感をもちたいという欲です。それに対して、大欲とは、世の中がよくなるために自分は何ができるのだろうとか、役立てることを考えて他者へ貢献したいという欲です。

大欲は、大それたことでなくてもよいのです。

子どもたちが伸び伸びそれぞれのよさを発揮できるように育てる。

旦那さんが元気にやりがいをもって仕事をがんばれるように家の環境を整えて、毎日笑顔で送り出す。

会社の理念に対して自分を高めながら、時には議論を交わしながら、よりよい方向をめざして仕事をする。

お祭りを次の代につないでいくために、裏方として参加者のお弁当を一生懸命つくる。

毎朝、道行く人が気持ちよく道路を歩けるように、道を綺麗に掃除する。

生まれてきて、健康なからだで、あなたは何がしたいのでしょうか？「人生の目的」を考えると、皆さんそれぞれの大欲があります。その大欲に向かっていると健康になれるというのです。生き方が健康をつくります。

大欲に対して「志」を立てて向かっていくと、さまざまなトラブルや課題がやってきます。その壁をストレスと感じると体調を崩します。「居留まることは致命傷」でしたね？　壁にぶつかっても留まらないようにしなければなりません。そのときはもう一度「志」を思い出すのです。「志」を達成するために出来事がやってきたのですから。成し遂げたいという大欲をもって取り組むと、からだの調子はよくなります。

ひと山を越えた先に、また次の壁が現れるかもしれません。志に向かって、まだまだと気持ちを高めて乗り越えていくことが「生きがい」という健康法です。

わたしが通っていた居合の道場には、高齢の方もいらっしゃいます。「ひざが痛くて……」とからだの不調を訴えるよりも、どうしたらより上手になるかを研究しながら、2段、3段と上をめざしている人ほどお元気でした。何事も人生の最後まで挑戦する気持ちがあれば、どこまでも自分を高めていけるのです。

「志」を達成するために、自然と気をつけるようになるのが健康です。

最近では、忙しいなかでも時間のやりくりをして、健康を維持しながらハードに仕事もこなしていくことを課題に働いている人も増えてきました。

年を重ねながら、仕事をしながら、いろんなトラブルや課題に対して、どうしたら解決できるだろうかと考えながら、そのために健康を模索することが「華麗」に生き、人生１００年時代へと向かう日々のお稽古になるのです。

そのような生き方が、結果としてコレステロール、中性脂肪の数値を短期間で下げることになります。

おわりに

朋有り、遠方より来たる。亦た楽しからずや。
（志を同じにする朋が、はるばる遠方から訪れてきて、意気投合して、語り合う。なんとも悦ばしいことでなかろうか）

「薬に頼らずコレステロール・中性脂肪を下げる方法」というテーマを共有し、皆様と一緒に健康について考えることができましたことに、心から感謝いたします。

私自身、このテーマを書くにあたり、コレステロールに対する時代の変化を捉えているうちに、薬局で働いていた日々が走馬灯のように浮かんできて、感慨深い執筆となりました。

コレステロールが高いということによいイメージがなかった方も、これからが大事です。自分の年齢に合わせて、質のよいコレステロールをつくってまいりましょう。

「薬に頼らず」ということは、薬がよい悪いと決めることではなく、また、誰かをあてにするということでもなく、「自分に責任をもつ」ということではないでしょうか。

自由に、自分で実行してみる。未来の自分に向かって努力する。

いつかどこかで、実行したことを、語り合える日が来ることを楽しみにしております。

皆様の健診数値がよくなり、それぞれの人生の目的に向かって、イキイキと過ごされますよう心からお祈り申し上げます。

最後になりましたが、出版の機会をつくってくださったストーリー戦略コンサルタントの芝蘭友様には大変お世話になり、ありがとうございました。このテーマをくださった、アチーブメント出版の白山裕彬様、会社の皆様、そして出版のために携わってくださった皆様にこの場をお借りして御礼申し上げます。

２０１８年９月

長島寿恵

［参考文献］

『いのちの言葉』　日野原重明 著　春秋社（2002年）

『日本の詩集8（宮沢賢治詩集）』　角川書店（1969年）

『そうだったんだ！脂質異常症』　伊藤 浩 編集　文光堂（2016年）

『長寿のためのコレステロールガイドライン（2010年版）』
日本脂質栄養学会・コレステロール ガイドライン策定委員会 監修、
奥山治美、浜崎智仁、大櫛陽一ほか編著　中日出版社

『「コレステロール常識」ウソ・ホント』
田中秀一 著　講談社（2005年）

『コレステロールに薬はいらない！』
浜 六郎 著　角川書店（2006年）

『作られたコレステロール悪玉説』
ウフェ・ダウンスコウ 著、羽渕 脩躬 訳　西海出版（2015年）

Hirayama S, et al "Circadian change of serum concentration of small dense LDL-cholesterol in type 2 diabetic patients."Clin Chim Acta 2010;411:253-257

Kim HS et "Effect of insulin resistance on postprandial elevations of remnant lipoprotein concentrations in postmenopausal women."Am JClin Nutr2001;74: 592-595

Tanaka.N et al:Administration of high dose eicosapentaenoic acid enhances anti-inflammatory properties of high-density lipoprotein in Japanese patients with dyslipidemia. Atherosclerosis 2014;237:577-583

［ 著者プロフィール ］

長島寿恵（ながしま・ひさえ）

薬剤師/健康増進コンサルタント

健康増進コンサルティング株式会社 代表

青森県生まれ。東京薬科大学薬学部薬学科卒業。両親は港町で薬局を営み、整体を学ぶ父より姿勢を重んじる教育を受けて幼少期を過ごす。大学在学中、エアロビクスのインストラクターとしてTV番組に出演。その後18年間、運動指導を続けながら、薬局に勤務の後、現職。「お薬だけに頼らない薬剤師」として、健康をテーマにした講演活動を、全国180か所以上の自治体、企業、健保、学校などで20年以上にわたっておこなう。受講者数は８万人を超える。自ら作詞・作曲を手掛けた『生活習慣病のうた』をリリース。ご当地体操も製作する。参加型でアクティブな講演は「簡単、明瞭、即効力！　からだが喜ぶ講演だった」とリピートが後を絶たない。武道の動きと東洋医学の考え方を取り入れ、超短期間でコレステロール、中性脂肪、血糖値などの数値を改善するのみならず、休みがちだった社員の心身の不調も改善。昨今は、社歌やオリジナルの職場体操、新入社員研修など、健康教育に力を注いでいる。

資格：薬剤師／健康運動指導士／西東京糖尿病療養指導士／睡眠健康指導士上級／健康咀嚼指導士／心理カウンセラー／温泉療養アドバイザー

［ HP ］ https://kenkouzoushin.co.jp

［ 特典ダウンロード ］

薬だけに頼らないお役立ち情報プレゼント

[アチーブメント出版]

X（旧**Twitter**） @achibook
facebook https://www.facebook.com/achibook
Instagram achievementpublishing

より良い本づくりのために、
ご意見・ご感想を募集しています。
お声を寄せてくださった方には、
抽選で図書カードをプレゼント!

薬に頼らず
コレステロール・中性脂肪を
下げる方法 ［文庫版］

2023年（令和５年）９月30日　第１刷発行

著者 ―――――― 長島寿恵

発行者 ―――――― 塚本晴久

発行所 ―――――― アチーブメント出版株式会社
〒141-0031
東京都品川区西五反田2-19-2 荒久ビル４Ｆ
TEL 03-5719-5503／FAX 03-5719-5513
https://www.achibook.co.jp

装丁・本文デザイン ― 轡田昭彦＋坪井朋子

イラスト ―――― 熊アート

写真 ―――――― 関根孝

ヘアメイク ――― 松本早苗

編集協力 ――――― est Inc.

校正 ―――――― 株式会社ぷれす

印刷・製本 ――― 株式会社光邦

ISBN 978-4-86643-146-8
落丁、乱丁本はお取り替え致します。